Martin Auerswald · Gesund mit Natron

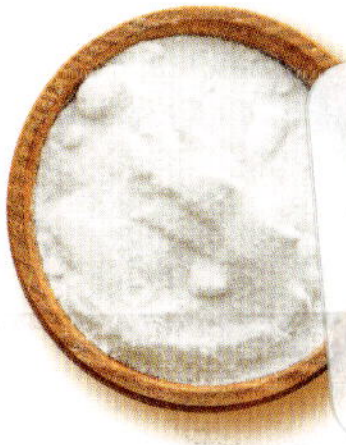

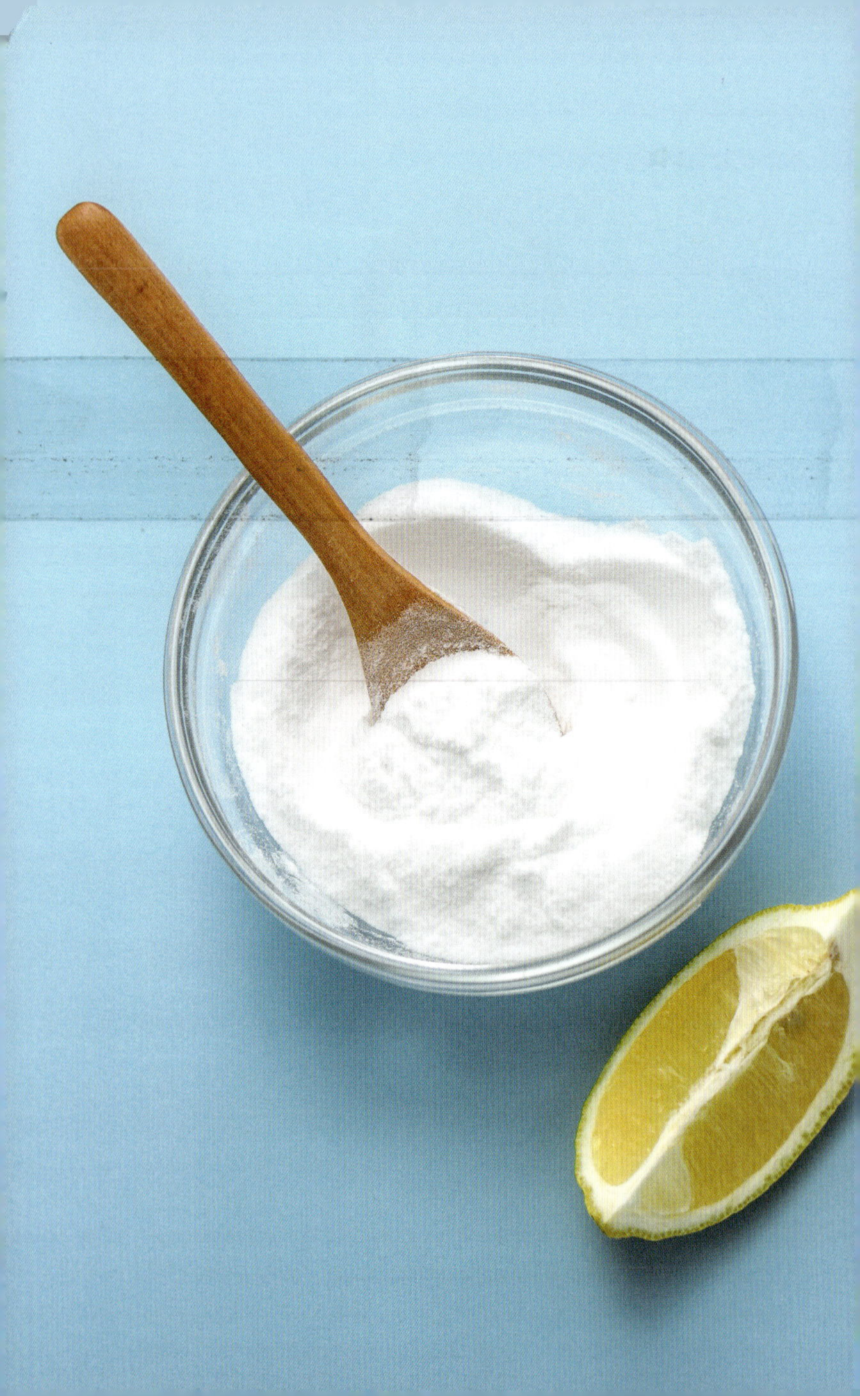

Martin Auerswald

Gesund mit Natron

Das vielseitige Hausmittel für die Gesundheit nutzen

herbig

Bildnachweis

Mit 4 Fotos von Adobe Stock (Seite 8, 17, 86, 91) und 13 Fotos von Shutterstock (Seite 2, 8, 14, 24, 28, 37, 43, 50, 53, 68, 75, 82, 97, 102).

Impressum

Umschlaggestaltung von STUDIO LZ, Stuttgart, unter Verwendung von 2 Fotos von Adobe Stock und 2 Fotos von Shutterstock.

Unser gesamtes Programm finden Sie unter **kosmos.de/herbig**

Gedruckt auf chlorfrei gebleichtem Papier

ISBN 978-3-96859-040-0
Projektleitung und Bildredaktion: Nicole Janke
Redaktion: Ulrike Burgi, Köln. *www.lektorat-burgi.de*
Gestaltungskonzept, Gestaltung und Satz: DOPPELPUNKT, Stuttgart
Produktion: Hanna Aldag
Finidr, s. r. o., Český Těšín
Printed in The Czech Republic / Imprimé en République Tchèque

Inhalt

Vorwort

Liebe Leserinnen, liebe Leser,
Natron ist ein Thema, das gerne missverstanden wird – mal als Wundermittel, das »Big Pharma« um jeden Preis geheim halten möchte, mal als nützliche Haushaltshilfe, mal gut für Haut und Haare – doch was ist Natron tatsächlich? Sie werden im Laufe des Buches merken, dass Natron eine ganze Menge kann – von der Förderung der Gesundheit über die Körperpflege bis hin zum Einsatz im Haushalt. Doch es ist sicherlich kein Wundermittel, das jeder und jedem und in allen Lebenslagen hilft!

Durch meine Ausbildung zum Biochemiker bin ich von Natur aus skeptisch, wenn etwas als Wundermittel angepriesen wird, und noch skeptischer, wenn fragwürdige Pülverchen und Basenkonzentrate (auch bekannt als Natronlauge) verkauft werden, um Menschen damit zu »gesunden«. In diesem Buch werden Sie daher eine wissenschaftlich und biochemisch korrekte Aufklärung erfahren, was sich hinter der Substanz Natron verbirgt, wie der Säure-Basen-Haushalt in unserem Körper abläuft und wie Natron hier eine unterstützende Rolle spielen kann, und wie Natron für eine äußere, aber auch innere Anwendung genommen werden kann. Ein wenig wird es auch um gesunde Ernährung und Lebensführung gehen, denn davon kann Natron ein Teil sein.

Zunächst geht es um Natron selbst – was es ist, wo es herkommt, wie es hergestellt wird. Dann zeige ich Ihnen, warum Natron so wertvoll, nützlich und gesund sein kann, denn es weist einige sehr interessante chemische und biologische Eigenschaften auf, die wir uns zunutze machen sollten.

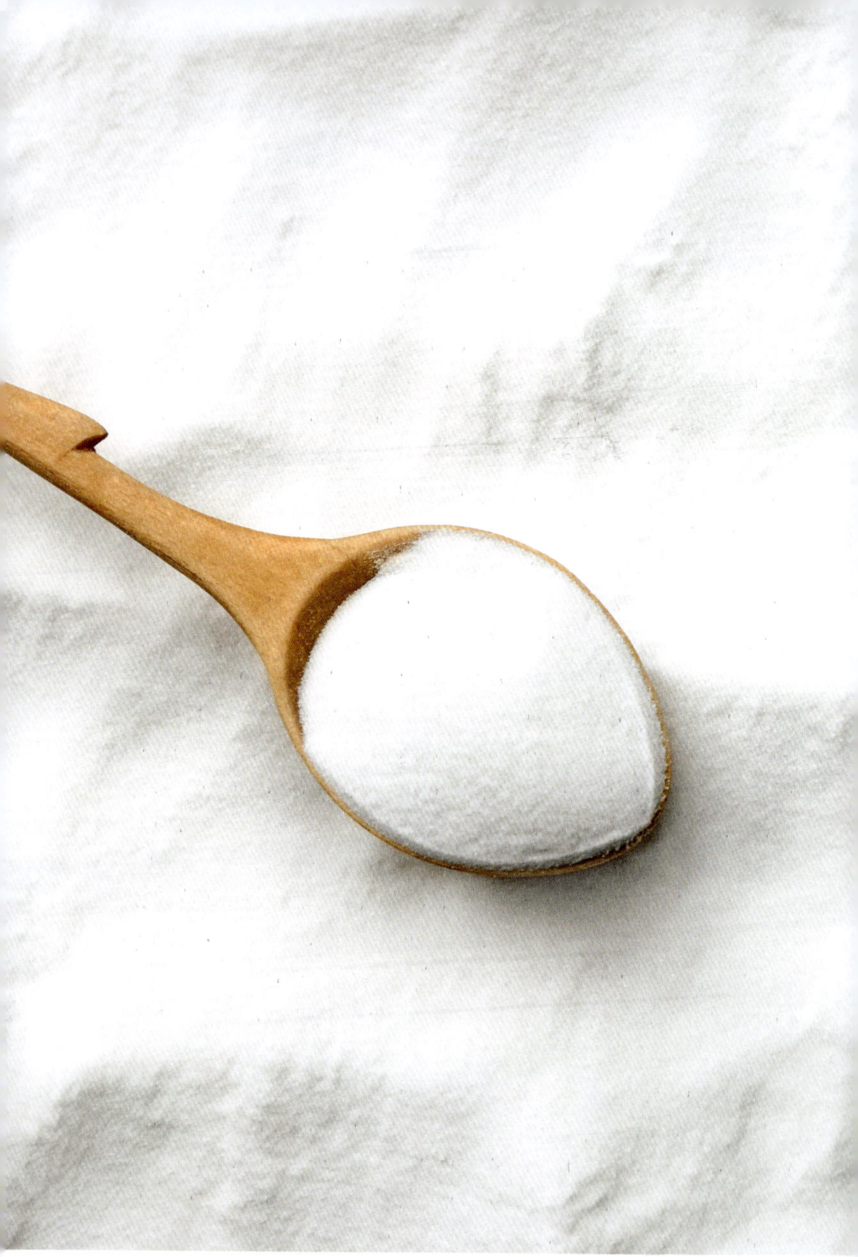

^ Natron wirkt als weißes Pulver unscheinbar.

Nach einem kurzen Einkaufs- und Lagerungsguide über Natron wird der Säure-Basen-Haushalt unseres Körpers erklärt. Hier soll ein objektiver Blick auf das Thema dabei helfen zu verstehen, welche Rolle Natron im Säure-Basen-Haushalt spielen kann. Dabei stets mit der Betonung, dass Natron gesund eingesetzt werden kann, aber kein Wundermittel ist.

Daran anschließend schauen wir uns die innere und äußere Anwendung von Natron für die Gesundheit und den Körper an. Schließlich wird Natron als Naturkosmetik und Haushaltshilfe beleuchtet. Auch einige Rezepte und viele Praxistipps sind dabei.

Anders als in vielen Natron-Ratgebern liegt der Fokus in diesem Buch nicht nur auf einigen Anwendungen in der Naturkosmetik und im Haushalt, sondern vor allem in der Anwendung für die Gesundheit. Ich bin mir sicher, dass Sie nach der Lektüre dieses Buches eine objektive Sicht auf Natron und den Säure-Basen-Haushalt haben – und einen realistischen! Und ja, Sie werden höchstwahrscheinlich ab sofort täglich zu Natron greifen.

Natron kann eine ganze Menge – nicht alles, aber doch sehr viel. So wünsche ich Ihnen viel Inspirationen und Impulse für einen gesunden Alltag und viel Spaß beim Ausprobieren!

Martin Auerswald

Was ist eigentlich Natron?

Natron (chemische Bezeichnung: Natriumhydrogencarbonat) ist ein Natriumsalz der Kohlensäure. Es gehört zur chemischen Klasse der Hydrogencarbonate. Veraltete Bezeichnungen, die gelegentlich noch zu lesen sind, lauten »doppeltkohlensaures Natron« oder »Natriumbikarbonat«. Weitere übliche Bezeichnungen sind Speisesoda, Backsoda, Backnatron, Speisenatron sowie bekannte Markenprodukte wie Kaiser-Natron oder Bullrich-Salz. Der Name gibt bereits einen Hinweis darauf, dass das chemische Element Natrium (Na) ein wichtiger Bestandteil von Natron ist.

Kohlensäure kennen wir durch Mineralwasser, es macht das Wasser sprudelnd und erfrischend und zerfällt sehr leicht in Kohlendioxid (CO_2) und Wasser (H_2O):

$H_2CO_3 \rightarrow H_2O + CO_2$

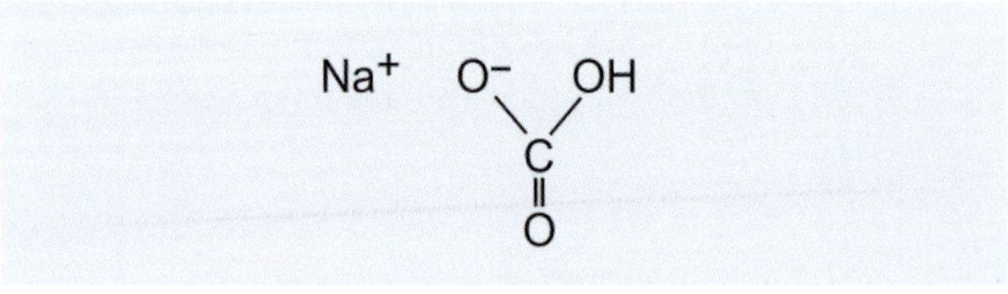

Strukturformel von Natron

Wird in dieser chemischen Gleichung bei der Kohlensäure (Dihydrogencarbonat) nun Wasserstoff (H) durch Natrium (Na) ersetzt, so landet man bei Natron, Natriumhydrogencarbonat.

Natron ist ein weißes, kristallines, geruch- und geschmackloses Pulver, das Sie sicher über die bekannte Marke »Kaiser-Natron™« bereits gesehen oder verwendet haben. Auch in Backpulver ist überwiegend Natron als Wirkstoff enthalten, mit einem kleinen Zusatz von Speisestärke. Es wird vielleicht überraschen zu lesen, dass Natron kein modernes Erzeugnis ist, sondern der Menschheit bereits seit einigen Jahrtausenden bekannt ist. Obwohl Natron fertig abgepackt wie ein chemisches Erzeugnis wirkt, kommt es in der Natur in der ein oder anderen Form vor und kann gesammelt, aufbereitet und verwendet werden. Aufgrund dieser zwei Aspekte – es kommt in der Natur vor und wird schon sehr lange verwendet – deutet dies auf seine Eignung für die innere und äußere Anwendung hin.

Natron, Soda und Ätznatron

Gleich zu Beginn sollten einige Begriffe definiert werden, damit es nicht zu Irritationen kommt: Natron, Soda und Ätznatron sind nämlich dreierlei Stoffe und sollten nicht miteinander verwechselt werden. Obwohl sie sehr ähnlich klingen, wird Ihnen ein Chemiker erklären, dass sie völlig verschiedene Eigenschaften haben:

- **Natron** ($NaHCO_3$): Natron ist das Natriumsalz von Kohlensäure, das entsteht, wenn Kohlensäure unvollständig mit Natronlauge reagiert. Natron ist als Lebensmittelzusatzstoff E500ii zugelassen. Englische Bezeichnung: *baking soda*.
- **Soda** (Na_2CO_3): Soda ist ein reines Natriumcarbonat, das entsteht, wenn Natron hoch erhitzt wird oder Kohlensäure unter hohen Temperaturen und Druck vollständig mit Natronlauge

reagiert. Basischer als Natron (pH-Wert in Wasser: 11) und für hartnäckige Reinigungsarbeiten nützlich, aber nicht für die innere Anwendung geeignet. Soda ist als Lebensmittelzusatzstoff E500i zugelassen. Es sollte nur mit Handschuhen und mit Vorsicht gehandhabt werden. Englische Bezeichnung: *washing soda*.

- **Ätznatron/Natronlauge** (NaOH): Ätznatron oder Natronlauge ist die stark ätzende Lauge von Natrium, die entsteht, wenn elementares Natrium (ein fester, glänzender Stoff, der an Knete erinnert) in Wasser gegeben wird. Eine der stärksten bekannten Laugen.

In allen drei Stoffen kommt das Element Natrium vor, doch in jedem Fall hat es einen anderen Bindungspartner, und die Entstehung ist jeweils anders. Bei der Entstehung spielen Temperatur, Druck und Reaktionspartner eine Rolle. Entscheidend ist, dass Natron, Soda und Natronlauge drei verschiedene Stoffe sind und wir uns überwiegend auf Natron konzentrieren, das im Gegensatz zu Soda und Natronlauge nicht ätzend oder reizend ist, sondern viele Vorteile bietet.

Historischer Abriss

Die ältesten Dokumente, die die Verwendung von Natron in der ägyptischen Kultur bezeugen, gehen auf das 2. Jahrtausend vor Christus zurück. In den ersten Hochzeiten Ägyptens wurde Natron zusammen mit Salz und Soda zur Mumifizierung verwendet, da es Körper, Oberflächen und der Luft Wasser entzieht und dank seiner antibakteriellen Eigenschaften gleichzeitig die Verwesung verhindert. Im Altägyptischen wurde es als *ntrj* bezeichnet, wobei *ntrj* gleichzeitig alles beinhaltet, was zur Mumifizierung benötigt wird, etwa weitere Salze, Binden und Mumifizierungsgeräte.

In benachbarten Sprachen gab es ähnliche Begriffe für denselben Stoff. Die Bezeichnung »Natron« könnte womöglich über das griechische Wort *nitron* und das hebräische Wort *neter* vom hocharabischen Begriff *natr n* abgeleitet worden sein. Im deutschen Sprachgebrauch könnte es sich in der Renaissance oder schon früher »eingebürgert« haben – der älteste Beweis dafür ist das in den 1730er-Jahren geschriebene Zedler Universal-Lexikon, in welchem Natron als Haus- und Reinigungsmittel sowie für das Einsalzen von Fleisch beschrieben wurde.

Die ursprüngliche Bezeichnung von Natron ist also nicht aus dem Ägyptischen auf das »Göttliche« oder ein »Geschenk der Götter« zurückzuführen, wie es häufig zu lesen ist, sondern geht auf die Anwendung bei der Mumifizierung zurück. Von Ägypten aus verbreitete sich die Verwendung von Natron wahrscheinlich in der Frühantike im Mittelmeerraum:

Die Phönizier verwendeten Natron im ersten Jahrtausend vor Christus zur Herstellung von Glas, die Römer übernahmen dies und nutzten es als Reinigungsmittel und in der Naturkosmetik zur Pflege von Haut und Haar. So erhielt es sich über die Zeit, bis in der Renaissance industrielle Herstellungsmaßnahmen etabliert wurden sowie der Bergbau von Nahcolith größere Bedeutung erlangte. Damit konnte sich Natron als beliebter Hilfsstoff für industrielle Zwecke sowie als gesundes und nützliches Hausmittel durchsetzen.

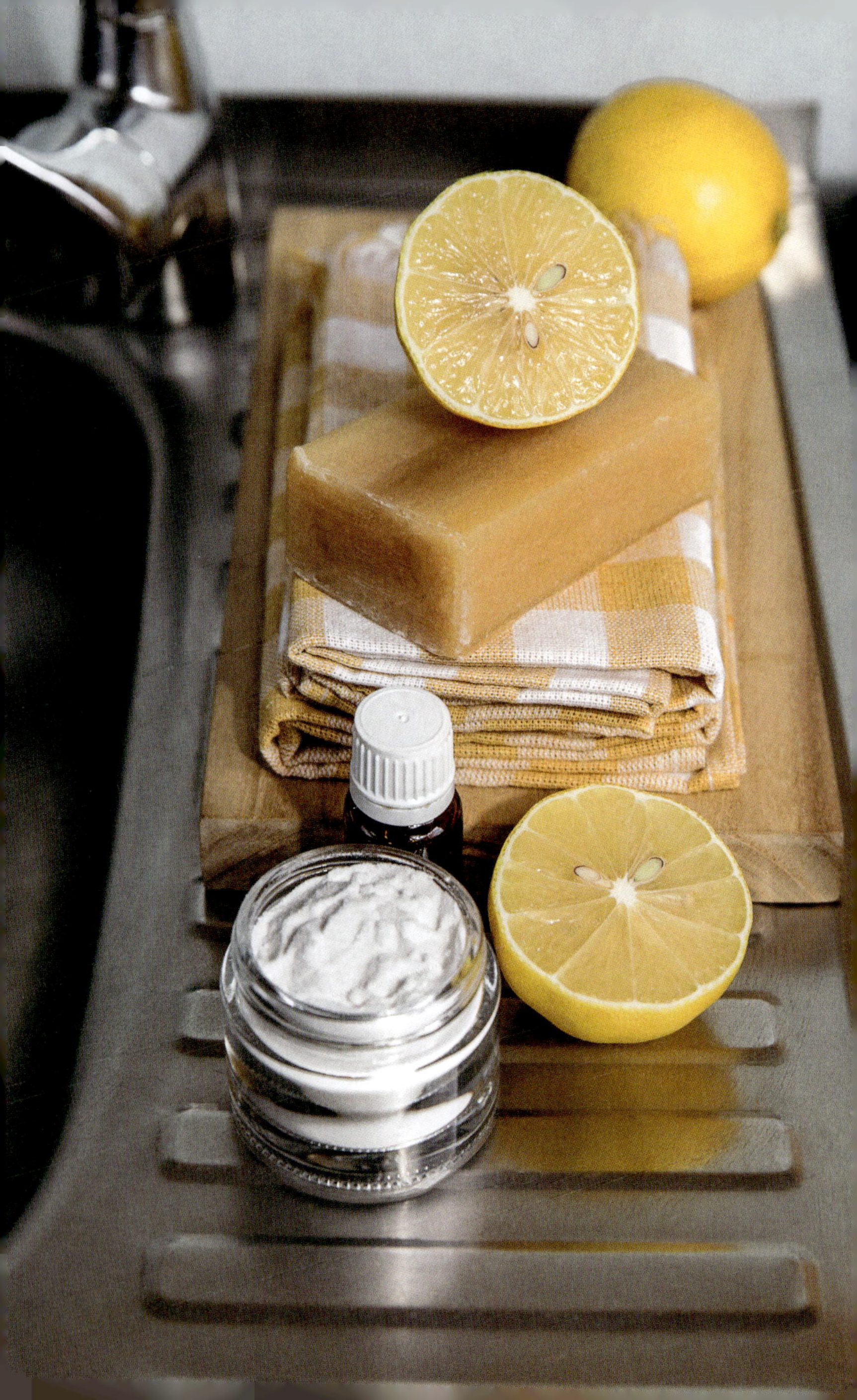

Vorkommen von Natron

Abgesehen davon, dass Natron in jedem menschlichen Körper vorkommt, gibt es einige Vorkommen von kristallinem Natron auf der Erde. Nicht als das feine, weiße Pulver, das Sie aus der Drogerie kennen, sondern als Kristall.

Natron als Mineral

Es gibt Natron auf der Erde auch als kristallines Mineral, das Nahcolith. Nahcolithkristalle könnten Sie auch für normale Bergkristalle halten, wenn Sie einen finden würden. Mit dem Unterschied, dass er sich leicht abkratzen und sogar in Wasser lösen lässt. Dieses Mineral kommt in Lagerstätten in mehr oder weniger hoher Reinheit an verschiedenen Stellen auf der Erde vor. In Europa gibt es einige kleinere Vorkommen, am wichtigsten sind hier jedoch die USA: Nahcolith kommt dort als Verunreinigung in Ölschiefer vor und fällt beim Abbau von Ölschiefer als Nebenprodukt an. Dieses Natron eignet sich nicht immer als Lebensmittel, wird aber zumindest industriell verwendet, um die chemischen Eigenschaften von Natron zu nutzen. In Colorado gibt es sogar eine größere Lagerstätte für reines Nahcolith, in welcher jährlich knapp 100.000 Tonnen Nahcolith abgebaut wird. Die Gewinnung von Natron aus Nahcolith findet heute überwiegend unter Hochdruck mit Wasser statt, das bis in eine Tiefe von 600 Metern gepumpt wird, dort das Natron löst, welches nach oben geholt, und an der Oberfläche gereinigt und getrocknet wird. Das Produkt dieses Prozesses ist reines Natron.

In Wasser gelöst kommt Natron auch in den sogenannten Natronseen in Afrika vor, dem Natronsee und dem Magadisee im

‹ Die überwiegende Verwendung von Natron findet im Haushalt statt.

Ostafrikanischen Graben zwischen dem Victoriasee und dem Kilimandscharo. Das Natron in beiden Seen ist auf vulkanische Aktivitäten zurückzuführen: Im Ostafrikanischen Graben gibt es viele aktive Vulkane – die an den Natronseen liegenden Vulkane stoßen natronhaltige Lava aus, welche in den Seen erkaltet. Dabei löst sich das Natron und bringt den See auf einen stolzen pH-Wert von 9–10,5. Beide Seen sind kurioserweise nur 1–2 Meter tief und weisen eine einzigartige Flora und Fauna auf. Während der Natronsee bei Naturfotografen beliebt ist und es beobachtet werden kann, wie sich die Lava ihren Weg in den See bahnte und dabei Natron entstand, ist der Magadisee Heimat von Flamingos, Pelikanen, Reihern und sogar Buntbarschen, die es sich trotz der rauen Bedingungen dort gemütlich gemacht haben. An beiden Seen werden Natron und andere Salze abgebaut und weiterverarbeitet. Doch während die Natronseen groß und bekannt sind, gibt es verteilt auf dem afrikanischen Kontinent und in Nahost weitere Natronvorkommen mit einer jahrtausendealten Historie.

Doch beschäftigen wir uns zunächst mit der chemischen Erzeugung von Natron.

Chemische Erzeugung von Natron

Natron kann auch chemisch hergestellt werden. Dazu gibt es verschiedene etablierte Verfahren, bei welchen Natron als Produkt in mehr oder weniger hoher Reinheit und Eignung als Lebensmittel entsteht. Ein effizientes Verfahren, das heute noch Verwendung findet und bei dem Natron in hoher Reinheit anfällt, wurde 1801 vom Apotheker Valentin Rose dem Jüngeren in Berlin entwickelt. Dabei wird eine gesättigte Sodalösung unter Kühlung mit Kohlendioxid vermischt. Das dabei entstehende

Natrongewinnung am Magadisee im Ostafrikanischen Graben. ›

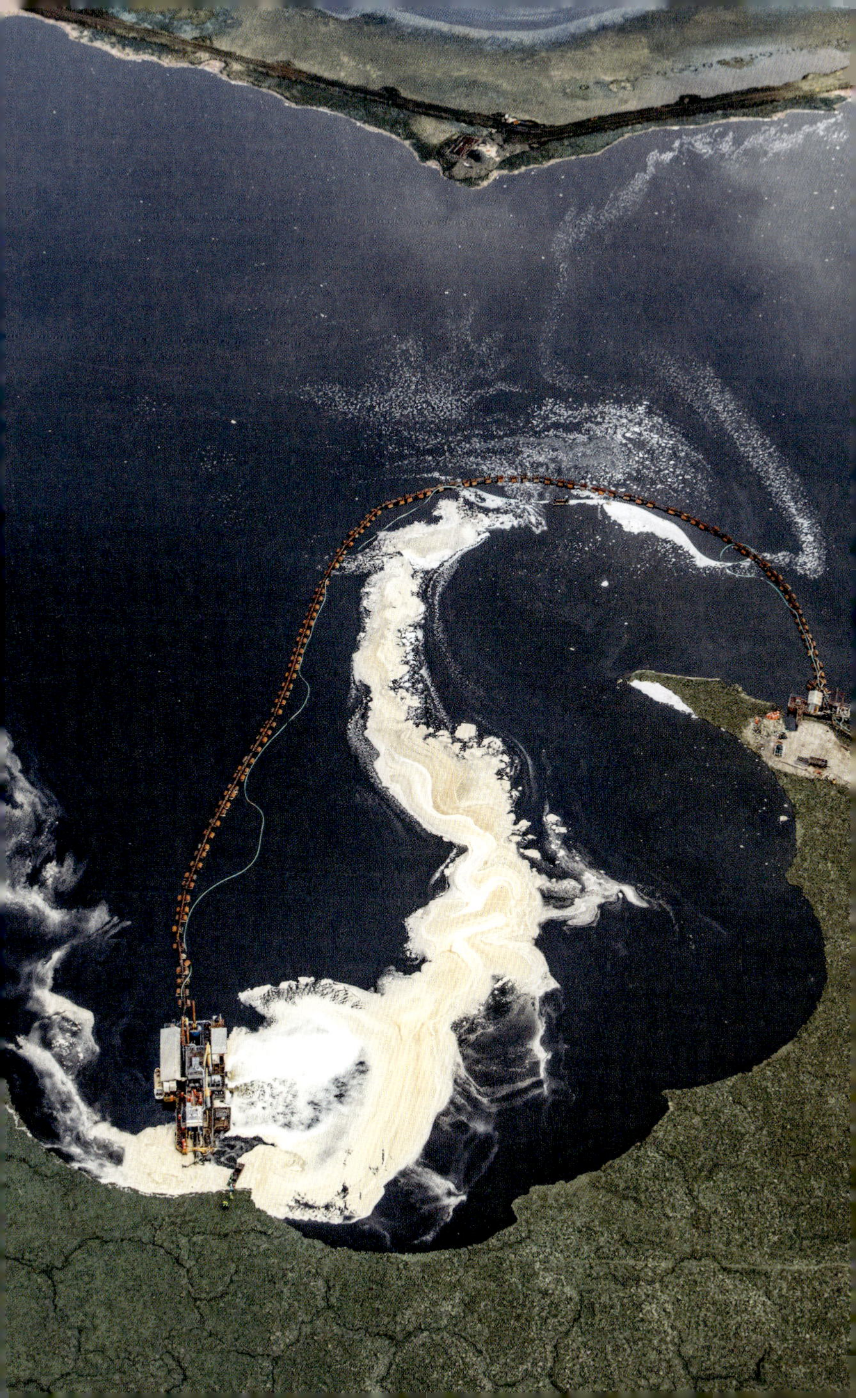

Natron fällt aus, lagert sich als Feststoff ab und kann abgefiltert werden:

$Na_2CO_3 + CO_2 + H_2O \rightarrow 2\ NaHCO_3\downarrow$

Ein weiteres Verfahren, bei dem Natron in hoher Menge anfällt, ist das Solvay-Verfahren. Hier ist das Natron nicht rein genug, um es als Lebens- oder Hausmittel zu verwenden, daher wird es für industrielle Prozesse verwendet. Das Solvay-Verfahren wurde 1860 von Ernest Solvay entwickelt und zielt auf die Gewinnung von Soda ab – Natron ist dabei nur ein Zwischenprodukt. Das Verfahren ist ein komplexer Kreislauf, wobei die wichtigste Reaktion so vereinfacht werden kann, dass die Rohstoffe Kalk und Kochsalz unter hohem Druck zu Soda und Calciumchlorid reagieren. Natron fällt dabei zusammen mit Ammoniumchlorid aus. Aufgrund des Ammoniumchloridgehalts eignet sich dieses Natron daher nicht als Lebensmittel. Da die Rohstoffe für die Reaktion – Kalk und Kochsalz – jedoch relativ günstig sind, findet das Verfahren heute noch breite Anwendung.

Aus ökologischer Sicht ist Natron sicherlich nicht perfekt – das Solvay-Verfahren und der Abbau aus unterirdischen Lagerstätten sind relativ energieintensiv, und es werden nicht nur große Wassermengen dafür verwendet, sondern es fallen auch unbrauchbare Calciumsalze an, welche in speziellen Calcit-Becken erst wieder aufbereitet werden müssen. Dennoch ist Natron im Vergleich zu herkömmlichen Kosmetikprodukten sowie Wasch- und Reinigungsmitteln klimafreundlicher und eine ökologisch gute Alternative. Da es sich jedoch um einen Rohstoff handelt, dessen Herstellung Energie erfordert, ist auch hier ein bewusster und sparsamer Umgang ratsam.

Die Eigenschaften von Natron

Aufgrund seiner nützlichen Eigenschaften eignet sich Natron auf vielerlei Weise als Gesundheits- und Hausmittel sowie für industrielle und handwerkliche Zwecke. Um die vielen Anwendungen, die Sie später im Buch finden, zu verstehen, soll es in diesem Kapitel um die chemisch-physikalischen und biologischen Eigenschaften von Natron gehen. Mit dem richtigen Verständnis können Sie die Rezepte und Anleitungen beliebig abändern und sogar improvisieren, die Anwendungen sind dann fast unbegrenzt.

Natron zeigt unter verschiedenen Bedingungen bestimmte Eigenschaften, die es so wertvoll und vielseitig machen. Aus diesen Eigenschaften leiten sich später die Anwendungen ab.

Die basischen Eigenschaften

Bei Kontakt mit Wasser lösen sich die meisten Salze und gehen von ihrem festen in einen ionischen Zustand über. Das bedeutet, die Bestandteile des Salzes (ein Salz besteht immer aus einem positiv und einem negativ geladenen Teil) trennen sich voneinander und verbinden sich mit dem Wasser. Das Gleiche passiert auch, wenn sich Kochsalz (Feststoff) in Wasser löst und Salzwasser entsteht.

Bei Natron ist es genauso: Das Natrium (positiv geladen) trennt sich vom Hydrogencarbonat (negativ geladen), und es entsteht eine Natronlösung. Doch Hydrogencarbonat ist eine Base, welche das Wasser in einen basischen Bereich verschiebt – eine gesättigte Natronlösung weist den leicht basischen pH-Wert von 8,5 auf. Das vermag das Hydrogencarbonat, indem es Wasser in seine Bestandteile (H^+ und OH^-) aufteilt und das H^+-Ion bindet. Das OH^- bleibt übrig und verschiebt das Wasser von einem neutralen in einen basischen Zustand.

Gut zu wissen

Wie basisch oder sauer eine Lösung ist, entscheidet sich über den Gehalt von H^+-Ionen. Ionen sind elektrisch geladene Atome. Je mehr H^+-Ionen, desto saurer ist eine Lösung. Je weniger H^+-Ionen (und je mehr OH^--Ionen,) desto basischer. Bei einem pH-Wert von unter 7 spricht man von einer sauren Lösung, bei einem pH-Wert von über 7 von einer basischen Lösung.
Natron als schwache, aber für uns Menschen verträgliche Base (Sie würden keine verdünnte Natronlauge trinken, aber Natronwasser wäre in Ordnung, oder?) kann im Haushalt, als Kosmetikum und als Gesundheitsmittel vielseitig verwendet werden. Dabei wird die Verschiebung in ein basisches Milieu ebenso genutzt wie die direkte Neutralisation von Säuren.

Thermischer Zerfall in Wasser

Doch Natron ist nicht nur als Base interessant, es kann mehr. Viel mehr!

Wird Natron in Wasser auf über 50° C erhitzt, setzt ein temperaturabhängiger Prozess ein: Aus dem Natron entsteht das basischere Soda, welches noch effektiver Calcium binden und Säuren neutralisieren kann. Denken wir an Laugengebäck, bei dem die Rohware in kochendes Natronwasser gegeben wird. Es kann aber auch im Haushalt, etwa bei hartnäckigen Flecken, und als Kalkschutz genutzt werden.

Thermischer Zerfall zu Gas

Was passiert mit Natron, wenn es in festen Massen verwendet wird?

Lassen Sie uns an das Backpulver denken. Es kommt auch hier zu einem Zerfallsprozess, bei dem jedoch nicht Soda, sondern Kohlendioxid und etwas Natronlauge entstehen. Dieser Prozess wird in Brot und Backwaren genutzt, damit der Teig aufgeht und fluffig wird. Ohne Backpulver würde der Prozess weniger bis gar nicht stattfinden, da nur die durch die Teiggärung freigesetzten Gase als Backtriebmittel wirken. Mit Natron oder Backpulver ist dieser Prozess wesentlich stärker.

Die gasbildende Eigenschaft von Natron wird aber auch an anderer Stelle verwendet, an der Sie es wahrscheinlich nicht vermuten würden: in Feuerlöschern! Hier kann die schnelle und kontrollierte CO_2-Bildung dabei helfen, Feuer zu ersticken.

Verseifung

Als Verseifung wird ein Prozess bezeichnet, bei dem eine organische Säure mit einer Lauge reagiert. Es entsteht eine »verseifte« Fettsäure. Bei diesem Prozess wird ein Wasserstoff-Ion der Säure mit Natrium oder Kalium ersetzt, je nach verwendeter Lauge.

Reagiert Natron unter hohen Temperaturen mit Fett, entstehen Tenside – Seifenstoffe. Daher eignet sich Natron so gut als natürliches Reinigungsmittel im Haushalt. Fett findet sich im Haushalt an vielen Stellen und kann mithilfe von Natron und ohne Zusatz von Spülmittel oder Seifen entfernt werden, da es zusammen mit Natron eben selbst eine Seife bildet. Fantastisch, oder? Dieser Prozess wird auch gerne zur Neutralisation strenger Gerüche genutzt.

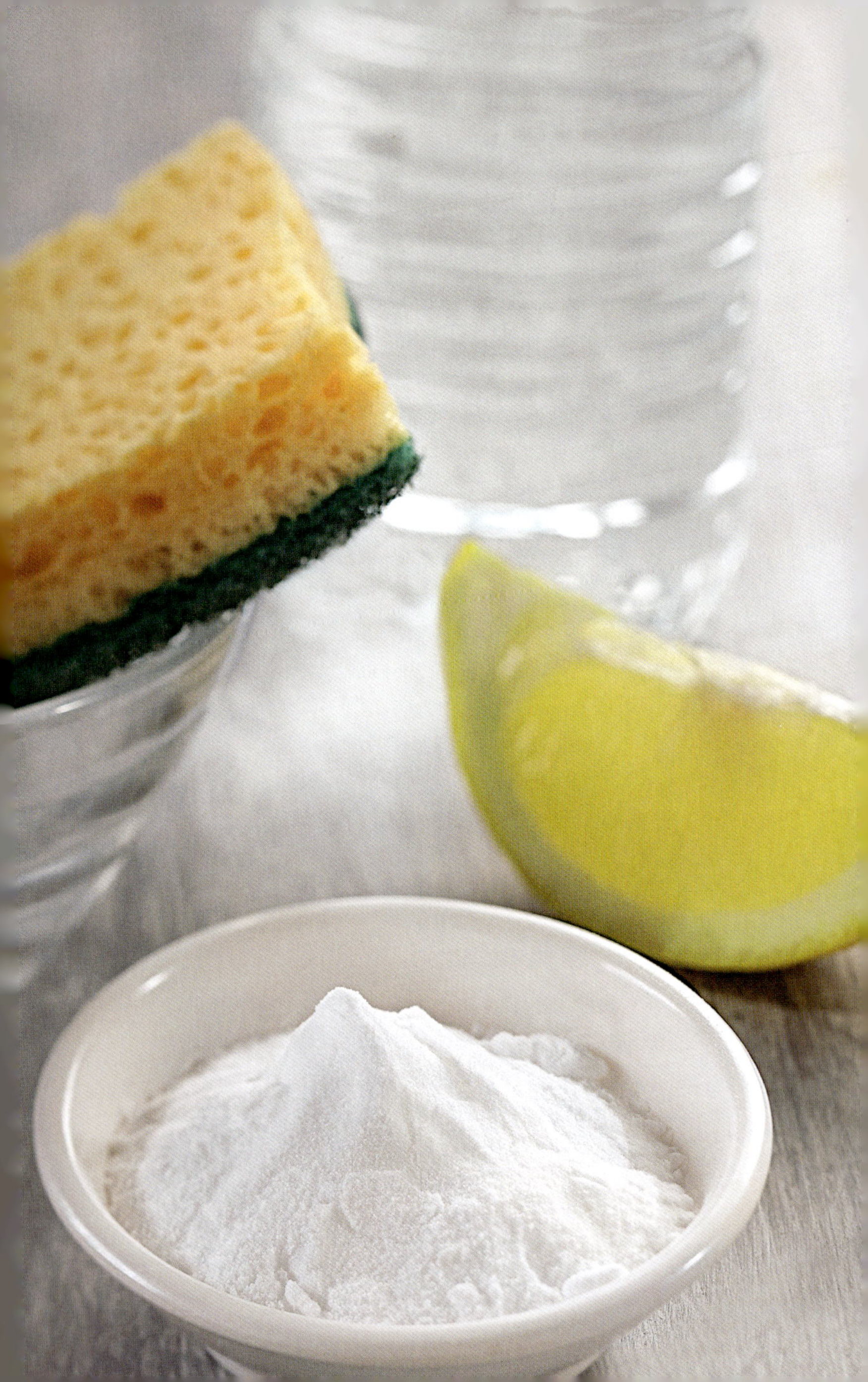

Desodorierung

Was lässt uns »streng riechen«, wenn wir verschwitzt sind oder länger nicht geduscht haben? Was lässt getragene Socken stinken? Was ist für den typisch »muffigen« Geruch verantwortlich, wenn eine Wohnung länger nicht geputzt und gelüftet wurde?

In diesen Fällen sind die wahren Übeltäter organische Säuren. Nahrungsmittel, Nahrungsreste und unser körpereigener Schweiß enthalten diese Säuren. Sie werden aber auch von Bakterien auf unserer Haut gebildet, aus Stoffen in unserem Schweiß. Mit diesen kleinen organischen Fettsäuren (überwiegend Essigsäure, Propionsäure und Buttersäure) passiert auf unserer Haut oder auf Geschirr dann das Gleiche, was mit Butter passiert, wenn sie zu lange in der Sonne steht: Sie werden ranzig.

Natron greift auf zweierlei Weise in diesen Prozess ein und eignet sich damit für die natürliche Desodorierung aller möglichen Gegenstände, Oberflächen und Körperstellen: Es wirkt antibakteriell und damit der Bildung der kurzkettigen Fettsäuren durch Bakterien entgegen. Durch den Verseifungsprozess, den Sie soeben kennengelernt haben, können Oberflächen mit Natron von diesen Fettsäuren befreit werden: Das Natron verbindet sich mit den Fettsäuren zu Tensiden, welche ganz einfach abgewaschen werden können.

Die Neutralisierung strenger Gerüche oder besser gesagt Geruchsstoffe beschränkt sich nicht nur auf Säuren: Gut geführte Haushalte geben schon seit jeher etwas Natron ins Kochwasser, wenn es um Kohlgemüse geht. Beim Kochen von Kohl werden Schwefelwasserstoffe frei, die in der Küche und im ganzen Haus den typischen, für viele unangenehmen Kohlgeruch ausmachen. Durch Natron hält sich dieses sensorische Attentat auf die Hausgemeinschaft in Grenzen, da es die entstehenden Schwe-

❮ Natron eignet sich prima zur Beseitigung von schlechten Gerüchen.

felstoffe bindet und damit neutralisiert. Schwefelwasserstoffe bilden sich auch im Müll und im menschlichen Stoffwechsel. Daher gilt: Überall da, wo strenge Gerüche nicht erwünscht sind, kann Natron natürliche Abhilfe schaffen, bevor zur »Chemiekeule« gegriffen wird.

Peeling

Die Eigenschaft eines Peelings ist nützlich, wenn Sie etwas Grobkörniges zur Reinigung im Haushalt oder auf der Haut benötigen. Wird Natron mit etwas Wasser gemischt, bildet sich eine Paste, in der noch viele Natronkristalle enthalten sind. Diese Art von Peeling ist sehr schonend, da die Kristalle klein und fein vermahlen sind – im Gegensatz zu anderen »natürlichen« Peelingsubstanzen wie Kaffeesatz, welcher die Haut schneller reizt. Zur Unterstützung des Peelingcharakters kann je nach Anwendung etwas Zitronensaft, Apfelessig oder ätherisches Öl hinzugegeben werden, um zusätzlich für einen angenehmen Geruch zu sorgen.

Ionenaustauscher

Eine mittlerweile bekannte Reaktion von Natron ist die Reaktion mit Säuren. Beim Verseifungsprozess wird, bei sehr einfacher Betrachtung, zwischen beiden Molekülen ein Wasserstoff-Ion mit einem Natrium-Ion ausgetauscht. Das kann Natron auch mit anderen Ionen, etwa Calcium. Damit hat es eine Eignung als Ionenaustauscher. Ob nun eine Flüssigkeit ent-säuert oder entkalkt werden soll, ist einerlei. So macht der Einsatz im Haushalt zur Bindung von Calcium-Ionen und zur Vorbeugung von Kalkbildung Sinn. Ob im Geschirrspüler oder zur »Vorbehandlung« von Wasser – das Anwendungsspektrum ist immens.

Puffersubstanz

Manchmal ist es vorteilhaft, eine Flüssigkeit in einen bestimmten pH-Bereich zu bringen. Werden Hülsenfrüchte etwa in leicht basischem Wasser gekocht, werden sie schneller gar und sind weicher. Das spart Zeit und erhöht das aromatische Erlebnis eines herzhaften Eintopfes ungemein. Doch manchmal müssen Flüssigkeiten auch in einem bestimmten pH-Bereich gehalten werden, damit chemische oder biochemische Prozesse optimal ablaufen. Eine Substanz, die es ermöglicht und erleichtert, einen pH-Wert zu erhalten, wird »Puffer« genannt.

In der Chemie und in unserem Körper sind verschiedene Puffer bekannt, die alle einen bestimmten pH-Bereich in Wasser haben: Im Chemielabor sind TRIS oder Phosphat beliebte Puffer. In unserem Körper kommen verschiedene Puffer zum Einsatz – verschieden stark und in verschiedenen Kombinationen. Die wichtigsten Puffer in unserem Körper sind Phosphat und Carbonat. Letzteres ist ein Gleichgewicht aus Carbonat und Hydrogencarbonat – im Körper bedeutet das: Natron. Folglich wirkt Natron als Puffer in unserem Körper und kann zur Unterstützung des pH-Wertes beitragen. Das ist insbesondere wichtig, wenn der pH-Wert in bestimmten Körperbereichen droht, zu sauer oder zu basisch zu werden. In unserem Blut etwa muss immer ein pH-Wert von 7,35–7,42 aufrechterhalten werden – eine Abweichung von diesem engen Bereich kann lebensbedrohlich sein.

Antibiotikum

Bei »Antibiotikum« denken viele zunächst an Medikamente, die bei bakteriellen Infekten eingesetzt werden und jedes Jahr Millionen Menschenleben retten. Doch es gibt auch natürliche Substanzen, die antibakteriell wirken und Bakterien effektiv abtöten können. Natron ist eine dieser Substanzen. Es vermag in hoher Konzentration Bakterien direkt abzutöten, indem es den pH-Bereich in ein basisches Milieu verschiebt (die meisten Bakterien haben es gerne sauer) und ihnen das Wasser entzieht. Bakterien sind da wie wir Menschen: Fehlt das Wasser, wird es ungemütlich. Dies wird für die äußerliche Anwendung von Natron sowie in der Anwendung im Haushalt genutzt, wenn es genau da aufgetragen werden kann, wo Bakterien Einhalt geboten werden soll: Ob als Bestandteil eines natürlichen Deodorants, zur Reinigung von Oberflächen oder gar in naturkosmetischer Zahnpasta – Natron findet hier vielfältigen Einsatz. Nicht verwendet werden sollte es bei starken, akuten und entzündlichen äußeren Bakterienherden oder bei gefährlichen Infekten im Körper. In diesem Fall ist es empfehlenswert und angesagt, ärztlichen Rat einzuholen.

Gut zu wissen

Natron ist ein schwaches Bleichmittel, das zur Aufhellung von Körperbestandteilen oder Stoffen verwendet werden kann. Es ist zwar nur schwach, aber bei längerer Anwendung, etwa in naturkosmetischer Zahnpasta, kann es zu einer sichtbaren Aufhellung des Zahnbelags beitragen.

Natron kaufen – Was gibt es zu beachten?

Die meisten in Drogerien und Apotheken erhältlichen Natronprodukte stammen aus deutscher oder zumindest europäischer Produktion, was für viele Konsumenten heute ein wichtiges Kriterium ist. Diese Produkte werden zumeist aus unterirdischen Lagerstätten gefördert und entsprechend aufbereitet, oder sie stammen aus dem von Valentin Rose etablierten chemischen Verfahren. Wichtig dabei ist, dass das Natronpulver frei von Zusatzstoffen, Rieselhilfen oder Verunreinigungen wie anderen Salzen ist.

Durch Erfragen in Drogerien und Apotheken sind Sie daher in der Regel auf der sicheren Seite. Die etabliertesten Marken in Deutschland sind Kaiser-Natron und Bullrich-Salz. In Backpulver ist neben Natron auch Stärke enthalten. Zwecks korrekter Dosierung und Anwendung der Rezepte in diesem Buch – manchmal ist die enthaltene Stärke störend – wird jedoch reines Natronpulver empfohlen.

Für die innere Anwendung reicht dabei eine Packung mit einem Inhalt von 250–500 g für mehrere Wochen bis Monate aus. Wenn Sie das Natron auch im Haushalt und zur Zubereitung und Haltbarmachung von Lebensmitteln verwenden möchten, können Sie auch direkt zu größeren Packungen von 1–10 kg Inhalt greifen. Der Kilopreis für gutes Natron liegt meist bei 1–2,50 €. Im Zweifel lohnt ein Blick auf die Verpackung und auf die Inhaltsstoffe, um sich zu vergewissern, dass keine unnötigen Zusatzstoffe wie Bleichmittel oder Rieselhilfen zugesetzt worden sind.

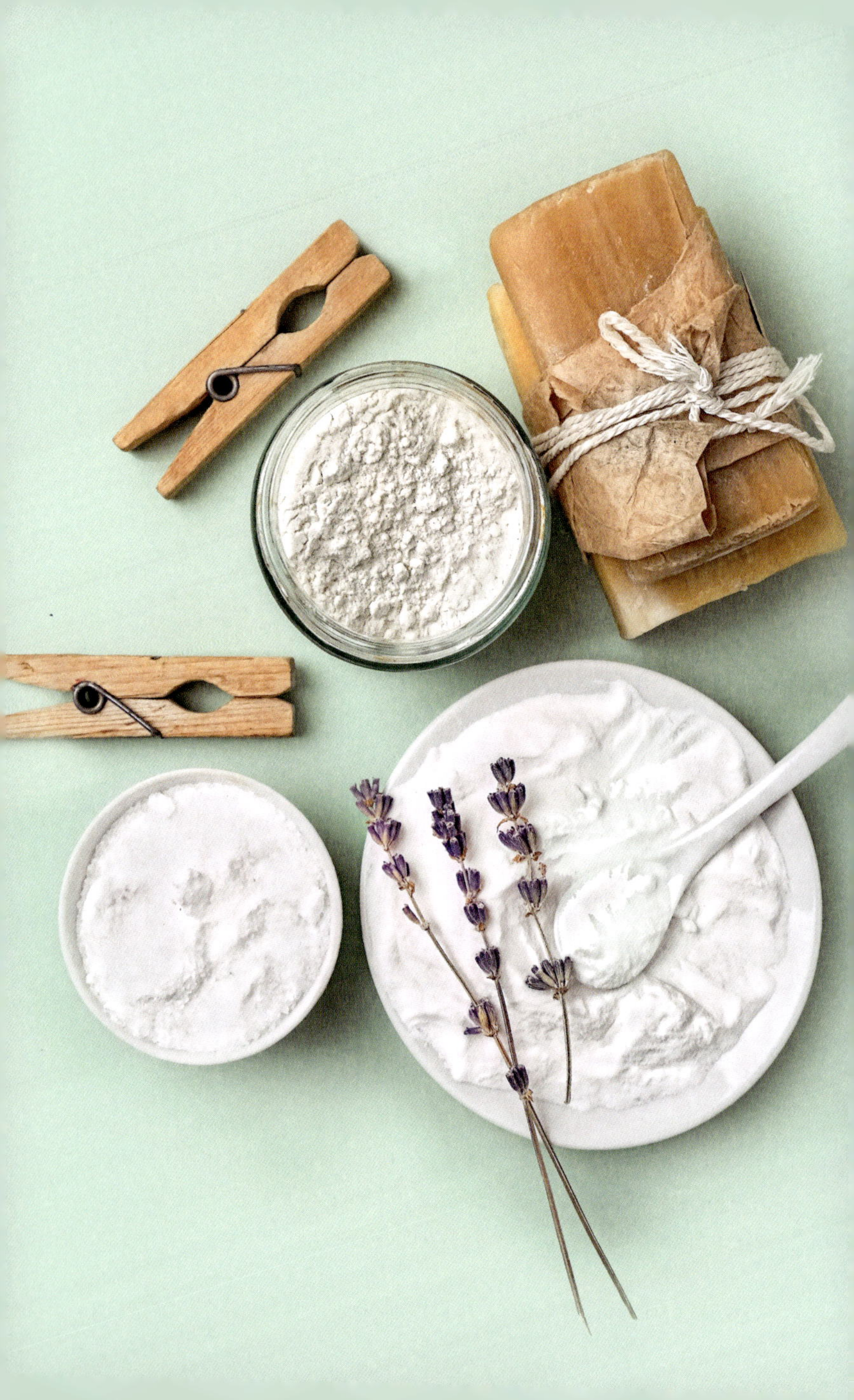

Manche Natronprodukte werben mit »gentechnikfrei«, »glutenfrei«, »zuckerfrei« und anderen fragwürdigen Argumenten. Diese sind bei Natron als reines Produkt hinfällig und sollten nicht für die Auswahl eines bestimmten Produktes in Betracht gezogen werden. Von günstigen No-Name-Produkten aus dem Internet wird abgeraten, besonders dann, wenn Herkunft und Herstellung nicht gesichert sind.

Wie Sie nun wissen, eignet sich nicht jedes Natron für die Anwendung im Haushalt und für die Gesundheit. Manche Natronprodukte sind für industrielle Zwecke gedacht, aber nicht entsprechend gekennzeichnet. Im Zweifel greifen Sie daher besser, auch wenn der Preis etwas höher ist, zu einem Produkt eines namhaften Herstellers oder zu einem Produkt aus Drogerie oder Apotheke.

Es gibt in Deutschland auch amerikanische Produkte aus Bergbauförderung und in hoher Qualität und Reinheit zu kaufen. Aus ökologischen Gründen ist es ratsam, ein in Deutschland hergestelltes Produkt einem solchen aus Übersee vorzuziehen. Sollten Sie es dennoch gerne tun, sind die Natronprodukte (*baking soda*) der Marken Bob's Red Mill sowie Arms & Hammer etabliert.

Natron im Alltag – Wie ist es zu lagern?

Ein kurzes Wort noch zur Lagerung von Natron und daraus hergestellten Hausmitteln. Die Haltbarkeit eines Stoffes oder Lebensmittels orientiert sich nach den folgenden Punkten:

‹ Achten Sie beim Kauf von Natron auf gute Qualität.

- Wassergehalt
- Luftfeuchtigkeit bzw. Hygroskopizität (wie viel Wasser etwas »anzieht«)
- Gehalt an fermentierbaren Molekülen wie Proteine, Kohlenhydrate, Fette
- Oxidationskapazität (Reaktion mit Sauerstoff)
- Keimbelastung

Unter diesen Kriterien ist Natron als Pulver, sofern es trocken abgefüllt und gelagert wird, unendlich haltbar. Genau wie reiner Zucker oder reines Salz könnten Sie eine Packung Natron im Schrank vergessen und 1000 Jahre später noch genauso verwenden. Es zieht und bindet zwar Wasser (ist also hygroskopisch, wie man in der Chemie schreibt), aber sofern es trocken gelagert wird, ist dies kein Problem. Reines Natron als Salz oxidiert nicht und bildet keinen Boden für Mikroorganismen. Anders sieht es mit Produkten aus, die aus Natron hergestellt werden. Ihre Haltbarkeit variiert stark, je nach Zubereitung und Inhaltsstoffen.

Ihr Ziel wird bei der Verwendung von Natron als Gesund- und Hausmittel höchstwahrscheinlich sein, den Umgang mit problematischen Chemikalien zu reduzieren. Sie verwenden also natürliche Konservierungs-, Farb- und Aromastoffe. Diese sind im Direktvergleich zu vielen üblichen »Chemiekeulen« weniger lagerfähig. Es ist daher ratsam, besonders auf eine saubere Arbeitsweise und vorsichtiges Abfüllen zu achten.

Eine gute Faustregel besagt, dass ein höherer Wasseranteil eine geringere Haltbarkeit zur Folge hat. Natron, Soda, Alkohol und ätherische Öle wiederum verlängern die Haltbarkeit.

Tipp

Zubereitung von natronbasierten Produkten

Zur Verlängerung der Haltbarkeit müssen vor der Zubereitung und Abfüllung alle Aufbewahrungsgefäße desinfiziert (mit einem mit 70 %-Alkohol benetzten Tuch ausgewischt) oder sterilisiert (mit kochendem Wasser ausgespült) werden.

- Achten Sie darauf, danach die Innenflächen und Schraubverschlüsse nicht mehr mit den Händen zu berühren. Die Verwendung von Gummihandschuhen bietet sich hier an.
- Nur so viel herstellen, wie Sie brauchen. Das reduziert das Risiko, im Übermaß zu produzieren und abgefüllte Produkte dann jahrelang nicht zu benötigen.
- Frische und saubere Zutaten verwenden. Dadurch sind weniger Keime in den Materialien vorhanden, welche das Produkt verderben könnten.
- Kühl, trocken und lichtgeschützt lagern.
- Gefäße mit Datum und Verwendungszweck (z. B. Spülmittel, Seife) beschriften.

Prima! Mit diesen Grundlagen der Hygiene und der Zubereitung sind Sie gewappnet und können schon bald damit beginnen, Natron und daraus hergestellte Produkte sinnvoll einzusetzen. Vorher sollten wir uns aber noch über das Säure-Basen-Gleichgewicht im Körper unterhalten, weil es hier häufig zu Missverständnissen kommt.

Die Rolle von Natron im Körper

Dieses Kapitel ist sicherlich das kontroverseste in diesem Buch. Sie werden einige Dinge lesen, die Ihnen vielleicht bekannt vorkommen – und mit Sicherheit werden manche Inhalte hier manchen Lesern sauer aufstoßen (Verzeihung – dieser Wortwitz musste sein!). Wichtig ist mir jedoch die wissenschaftlich korrekte Aufklärung.

Wir werden sehen, dass viele Grundlagen der Säure-Basen-Theorie auf einem sehr wackeligen Fundament stehen und viele Empfehlungen aus dem »Basen-Lager« biologische Grundlagen verdrehen. Wir werden uns den Säuren-Basen-Haushalt unseres Körpers und die seit einigen Jahren propagierte Säure-Basen-Theorie genauer ansehen. Von ihr leiten sich viele Empfehlungen für Natron ab. So viel vorab: Der Säure-Basen-Haushalt und die Eingliederung von Natron ist etwas Individuelles. Manche können davon profitieren, manche nicht.

Säuren und Basen – chemisches Grundwissen

Bevor wir uns den Säure-Basen-Haushalt genauer ansehen, zunächst eine kleine Wiederholung und Ergänzung über Säuren und Basen.

Der pH-Wert sagt aus, wie sauer oder basisch eine Flüssigkeit ist. Ein pH-Wert von unter 7 ist sauer, ein pH-Wert von über 7 ist basisch. Für die Zahlenfreunde unter uns: Der pH-Wert misst den Gehalt an H^+-Ionen (Protonen oder »Säure-Teilchen«) in einer Flüssigkeit, und zwar negativ dekadisch logarithmisch. Das bedeutet, bei einem pH-Wert von 5 liegen in einer Flüssigkeit 10^{-5} (oder 0,00001) mol/Liter H^+-Ionen vor, und bei einem pH-Wert von 12 sind es 10^{-12}. Mol ist ein Mengenbegriff in der Chemie und umschreibt $6{,}022 \times 10^{23}$ Teilchen, ähnlich wie »Kilo« eine andere Umschreibung von 1000 ist. Die Messungen sind dekadisch logarithmisch und nicht linear. Das bedeutet, eine Flüssigkeit mit einem pH-Wert von 4 enthält 10-mal mehr H^+-Ionen (10^{-4} mol/Liter) als eine Flüssigkeit mit einem pH-Wert von 5 (10^{-5} mol/Liter).

Säuren charakterisieren sich dadurch, dass sie in Wasser Protonen (H^+-Ionen) abgeben, dadurch pendelt sich je nach Konzentration und Art der Säure ein saurer pH-Wert ein. Bei Basen ist es andersherum – sie haben das Gegenstück zum H^+-Ion, nämlich das OH^--Ion, und »ziehen« daher H^+-Ionen aus dem Wasser und erhöhen damit den pH-Wert. Reines Wasser hat einen perfekt neutralen pH-Wert von 7.

Eine der stärksten Säuren, die wir kennen, ist Salzsäure. Salzsäure mit einer Konzentration von 1 mol/Liter hat einen pH-Wert von 1, was sehr, sehr sauer ist. Zum Vergleich: Unsere Magensäure enthält Salzsäure und hat einen pH-Wert von 2. Eine der stärksten Laugen, die wir kennen, ist die Natronlauge. Natronlauge mit einer Konzentration von 1 mol/Liter hat einen pH-Wert von 14.

Ich hoffe, das hat Sie nicht zu sehr an den Chemieunterricht in der Schule erinnert! Doch ein Grundverständnis für Säuren und Basen ist wichtig, um den Säure-Basen-Haushalt im Körper und später die Säure-Basen-Theorie zu verstehen.

Der Säure-Basen-Haushalt unseres Körpers

Unter dem Säure-Basen-Haushalt verstehen wir alle Mechanismen unseres Körpers, den pH-Wert im Blut, in der Lymphe, in den Organen und in jeder einzelnen Körperzelle zu regulieren. Alle Organe, alle Körperflüssigkeiten und alle Zellen brauchen einen bestimmten pH-Wert, um die Funktion zu erhalten. Ihnen wird es vielleicht trivial vorkommen, aber es ist fundamental wichtig, dass der Säure-Basen-Haushalt unseres Körpers optimal funktioniert (Ash, 2011):

- Das Blut muss einen pH-Wert von 7,36–7,44 aufweisen, was nur wenig Spielraum bedeutet. Eine Abweichung kann lebensgefährlich sein.
- Die Flüssigkeit, in der unsere Zellen »schwimmen«, muss leicht sauer sein, damit Proteine ihre optimale 3-D-Struktur annehmen können. Ist das nicht der Fall, kann Ihr Immunsystem beispielsweise keine Krankheitserreger erkennen und bekämpfen.
- Ihr Magen sollte sehr sauer sein, andernfalls können weder Proteine noch Ballaststoffe in unserer Nahrung verdaut werden, und Keime können über unsere Nahrung und über das Trinkwasser ungehindert in den Körper gelangen.
- Im Dünndarm, also direkt im Anschluss an den Magen, brauchen wir dann wieder ein basisches Milieu, damit die Enzyme, die dort arbeiten, zufrieden sind.

Sie sehen schon: Pauschalisierungen wie »unser Körper ist zu sauer« sind fehl am Platz. Jeder Bereich des Körpers hat und braucht einen anderen pH-Wert. Unser Säure-Basen-Haushalt hält diesen pH-Wert im Körper stabil und bietet so die chemischen Voraussetzungen für unsere Gesundheit. Dabei nutzt er verschiedene Werkzeuge.

Wie unser Körper den pH-Wert stabil hält

In der Säure-Basen-Theorie heißt es, dass unser Körper durch unsere moderne Lebensweise übersäuert und wir daher vermehrt auf basische Lebensmittel und basische Salze setzen sollten, um dem entgegenzuwirken. Mit der Säure-Basen-Theorie habe ich einige Probleme, und ich halte sie für eine Verzerrung biologischer Tatsachen. Ein großes Problem dabei ist, dass unser Körper zu einem geschlossenen System vereinfacht wird, das aus eigener Kraft Säuren nicht mehr ausscheiden kann. Doch die Wahrheit ist, dass unser Körper geschlossene und offene Maßnahmen ergreifen kann, um den pH-Wert zu kontrollieren. Der Körper hat folgende diesbezügliche Fähigkeiten:

Puffersysteme

Ein Puffer ist ein Stoff oder Stoffgemisch, der den pH-Wert über lange Zeit in einem bestimmten Bereich stabil halten kann. In unserem Körper sind Karbonat- und Phosphatpuffer am wichtigsten. Mit einem Karbonatpuffer, der überwiegend aus Hydrogencarbonat und Kohlensäure besteht, wird beispielsweise der saure Magenbrei neutralisiert und der pH-Wert im Blut bei 7,36–7,44 gehalten.

Ausscheidung überschüssiger Säuren

In unserem Körper fallen ständig Säuren an. Diese Säuren sind wichtige Stoffwechselprodukte, Zwischenprodukte und Endprodukte. Sie sind weder gut noch schlecht, sie sind einfach da. Unser Körper baut in jeder einzelnen Sekunde Hunderte von Säuren auf, um Energie zu speichern oder Informationen zu transportieren, und baut Säuren ab, um Energie zu gewinnen oder einen komplexen Stoff in seine Einzelteile zu zerlegen.

Wissenswertes zum pH-Wert

Den pH-Wert von Flüssigkeiten können Sie mit einem pH-Messstreifen, wie er auch in Chemielaboratorien verwendet wird, herausfinden. Diese gibt es in Drogeriemärkten und Apotheken für wenige Euro. Zum Beispiel können Sie damit den pH-Wert Ihres Urins überprüfen und bei Bedarf über einen längeren Zeitraum protokollieren.

Doch: Was sagen dieses Tests aus?

Die Messstreifen liefern wertvolle Informationen über Ihre Gesundheit und Ihren Körper liefern: Lesen Sie zum Beispiel nach Messungen über eine längere Zeitspanne anhand der Ergebnisse ab, dass Ihr Urin dauerhaft zu sauer ist, könnten Stress und eine ungesunde Ernährung eine Rolle spielen. Meist hängt dies mit dem Konsum von Alkohol, Zucker und verarbeiteten Lebensmitteln zusammen.

Lässt sich anhand der Ergebnisse ablesen, dass Ihr Urin dauerhaft neutral bis basisch ist, geht dies mit einem erhöhten Risiko für Blasen- und Harnwegsinfekte einher. Wer sich überwiegend pflanzlich ernährt und regelmäßig zu Basenkuren greift, hat häufig einen zu basischen Urin.

Wie gehe ich bei einer Messung vor?

Am besten eignet sich der Morgenurin zur Messung, da die Entgiftung des Körpers nachts und morgens am aktivsten ist und der Morgenurin konzentrierter und saurer sein sollte als im Verlauf des Tages. Halten Sie dazu beim morgendlichen Wasserlassen ein Stück pH-Teststreifen unter Ihren laufenden Urin. Dies kann etwas Übung erfordern, da der Bewegungsablauf ungewohnt und wenig intuitiv ist. Aber das ist nur am Anfang der Fall. Ist es Ihnen zu unangenehm, den pH-Wert des laufenden Urins zu messen, können Sie den Morgenurin auch in einem passenden Gefäß (z.B. einem Becher) auffangen und dort den pH-Messstreifen hineinhalten.

Eine weitere Möglichkeit ist, den Verlauf des Urin-pH-Wertes über den Tag hinweg zu beobachten und daraus Rückschlüsse auf Ihr Ernährungsverhalten und eventuellen Stress zu schließen. Über die Ernährung kann dann wiederum der pH-Wert positiv beeinflusst und den negativen Auswirkungen Einhalt geboten werden.

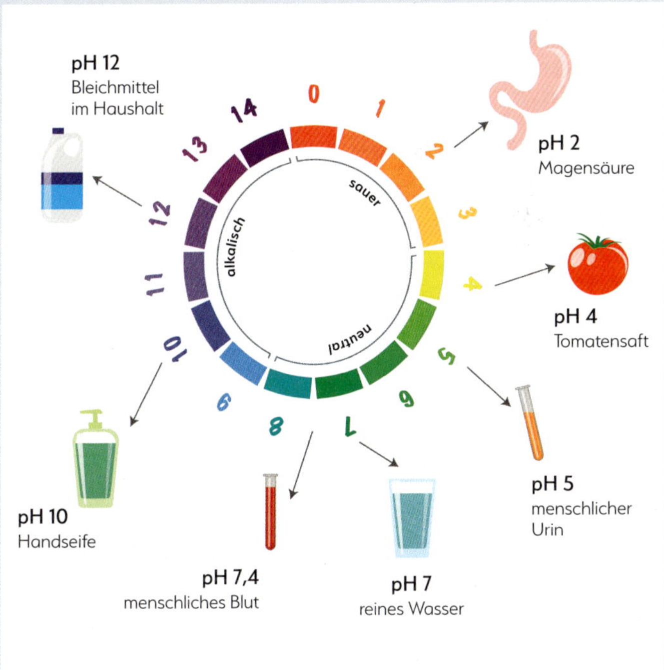

Die Säuren, die als Endprodukte anfallen und unserem Körper nicht mehr nutzen, würden den pH-Wert unseres Körpers mit der Zeit immer weiter senken, wenn sie nicht ausgeschieden werden könnten. Unser Körper kennt daher vier wichtige Wege, um diese Säuren auszuscheiden und damit den pH-Wert des Körpers konstant zu halten:

- Über die Lunge kann CO_2 als Endprodukt des Säureabbaus abgeatmet werden. CO_2 ist das Zerfallsprodukt der Kohlensäure und leicht sauer. Mit jedem Atemzug scheiden Sie also – vereinfacht ausgedrückt – Säuren aus.
- Über die Haut können Säuren ausgeschwitzt werden (unser Schweiß ist sauer, um dort auch eine zu starke Ausbreitung von Keimen zu verhindern).
- Über den Urin werden die meisten Säuren aus dem Körper ausgeschieden. Unsere Niere filtert fortwährend das Blut und scheidet wasserlösliche Abbauprodukte aus. Ein saurer Urin ist wichtig, um Harnwegsinfekten vorzubeugen.
- Auch über den Stuhl werden Säuren ausgeschieden. Der pH-Wert unseres Dickdarms (Sitz der Darmflora) entscheidet maßgeblich, ob sich Krankheitserreger ausbreiten können oder nicht.

Oftmals wird unser Körper als geschlossenes System dargestellt, aus dem nichts entweichen kann – ähnlich wie bei einem Schnellkochtopf. Doch unser Körper ist ein offenes System, das sich in ständigem Austausch mit seiner Umwelt befindet und damit den Säure-Basen-Haushalt erst ermöglicht. Es gibt auch geschlossene »Untersysteme« im Körper, die Teil des Säure-Basen-Haushalts sind, wie z.B. der rote Blutfarbstoff Hämoglobin, welcher Säuren binden kann. Doch im Großen und Ganzen ist der Körper ein offenes und hoch dynamisches System. Auch

Basen, die im Stoffwechsel entstehen, werden auf den genannten Wegen aus dem Körper entfernt. Ein Abbauprodukt des Proteinstoffwechsels, das basische Gas Ammoniak, wird so über den Urin und den Schweiß ausgeschieden.

Azidose

Eine Übersäuerung des Körpers oder eines bestimmten Körperareals wird als Azidose (von engl. *acid* = Säure) bezeichnet. Sie tritt auf, wenn mehr Säuren entstehen, die weder abgebaut noch ausgeschieden werden können, und kann lebensgefährlich werden.

Wir unterscheiden dabei drei Arten von Azidose:

- Respiratorische Azidose: Die Lungenfunktion ist eingeschränkt. Dadurch kann weniger CO_2 als normal abgeatmet werden.
- Metabolische Azidose: Im Stoffwechsel entstehen mehr Säuren als gewohnt. Eine bei Diabetes Typ 1 vorkommende Komplikation, die Ketoazidose, gehört dazu.
- Kombinierte Azidose: Eine Kombination aus respiratorischer und metabolischer Azidose. Da Stoffwechsel und Lunge sich nicht mehr gegenseitig abpuffern können, ist dieser Zustand akut und lebensgefährlich.

Akute Azidosen treten meist in Verbindung mit chronischen Erkrankungen auf. Ihre Symptomatik kann sehr verschieden sein. Häufige Erscheinungsbilder beinhalten:

- Muskelschmerzen und -krämpfe
- ständige Müdigkeit
- Infektanfälligkeit
- Sodbrennen

Diagnostiziert wird eine Azidose über verschiedene Parameter:

- Der pH-Wert des Blutes fällt unter 7,36.
- Der CO_2-Partialdruck im Blut fällt unter 35 mmHg (Normbereich: 35–45).
- Die Bikarbonat-Konzentration im Blut fällt unter 22 mmol/Liter (Normbereich: 22–26 mmol/Liter).
- Der Basenüberschuss im Blut fällt unter -2 mmol/Liter.
- Es zeigen sich erhöhte Leberwerte und ein erhöhter Wert der alkalischen Phosphatase im Blut.

Eine latente Azidose, bei der der Körper chronisch in einem leicht übersäuerten Zustand ist, tritt entgegen den Aussagen in vielen Gesundheitsratgebern und Beiträgen im Internet eher selten auf. Dazu kommen wir noch.

Alkalose

Eine Alkalose bezeichnet einen gefährlichen Überschuss an Basen im Körper. Dieser kann auftreten und wird beobachtet bei:

- Hyperventilation
- Stress
- eingeschränkter Nierenfunktion
- starkem Erbrechen (Verlust von Magensäure)

Eine Alkalose wird über diese Parameter diagnostiziert:

- Der pH-Wert des Blutes steigt über 7,44.
- CO_2-Partialdruck im Blut steigt über 45 mmHg (Normbereich: 35–45).
- Die Bikarbonat-Konzentration im Blut steigt über 26 mmol/Liter (Normbereich: 22–26 mmol/Liter).
- Der Basenüberschuss steigt auf über +2 mmol/Liter.

Wir sollten dabei immer im Hinterkopf behalten, dass eine Alkalose genauso vorkommen und gefährlich sein kann wie eine Azidose. Bei einer Entgleisung unseres Stoffwechsels und einer ungesunden Lebensführung kann es zu einer Übersäuerung, aber auch zu einer Überlaugung des Körpers kommen. Dies gibt Hinweise darauf, dass pauschale Aussagen wie »alle Menschen sind übersäuert« mit großer Vorsicht betrachtet werden sollten.

Was besagt die Säure-Basen-Theorie?

Die Säure-Basen-Theorie geht davon aus, dass durch unsere moderne Lebensführung in der Folge vermehrt Säuren im Körper entstehen. Sie ist überwiegend das, was sie vorgibt zu sein: eine Theorie. Sie wurde bis heute nicht wissenschaftlich bestätigt, auch wenn gelegentlich Studien publiziert werden, welche als »Beweis« für die Theorie hergenommen werden. Einige dieser Studien werden wir noch ansprechen.

Die Säure-Basen-Theorie ist eine starke Vereinfachung und Verzerrung von Prozessen, die in unserem Körper ablaufen. Sie beinhaltet einige richtige Aspekte, die falsch geschlussfolgert werden. Ein Blick auf den Ursprung dieser Theorie verrät mehr.

Die Entwicklung der Theorie

Zu Beginn des 20. Jahrhunderts steckte die Ernährungswissenschaft noch in den Kinderschuhen. Man erforschte den Nährstoffgehalt und Gesundheitswert aller möglichen Lebensmittel. Eine wichtige und beliebte Methode dabei: die Messung des Aschegehalts. Dabei wurden Lebensmittel getrocknet und dann

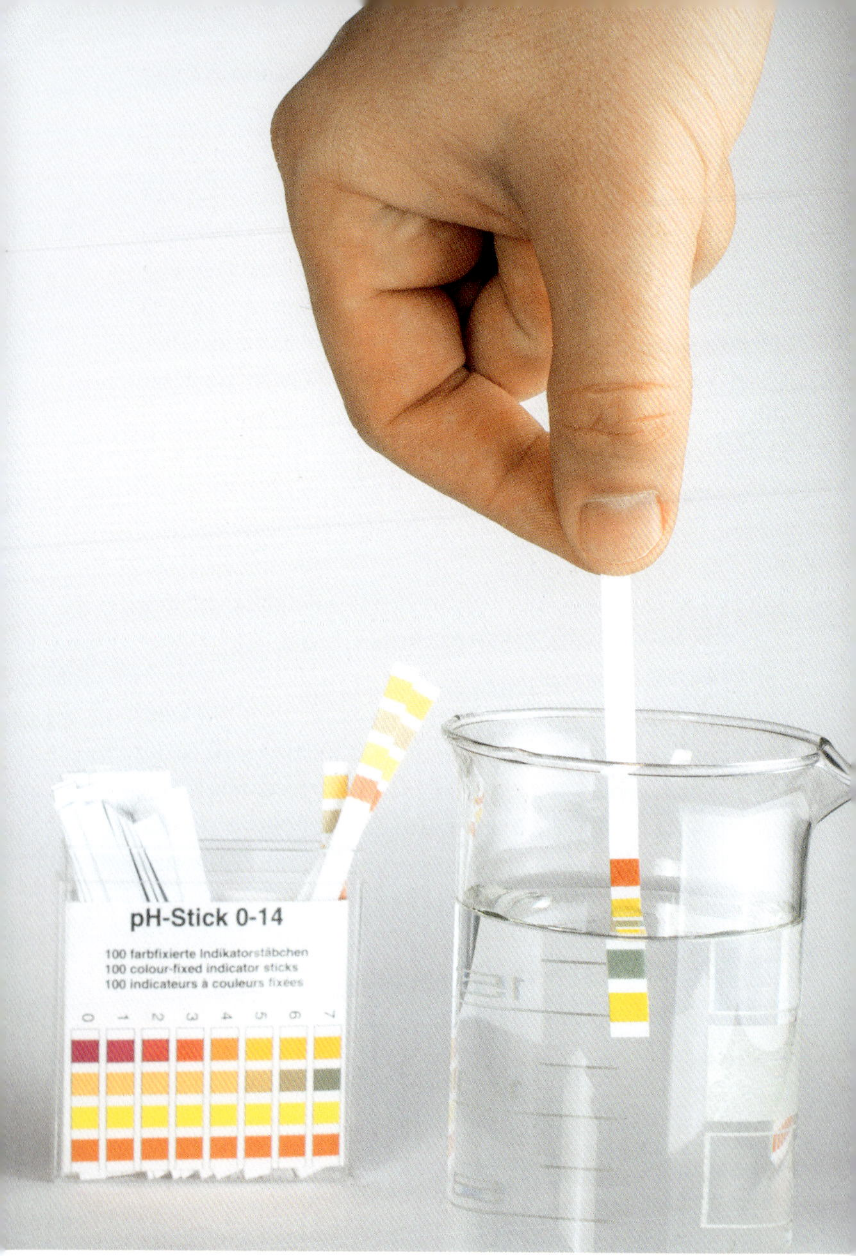

^ Ein pH-Teststreifen zeigt schnell den pH-Wert an.

in einem Ofen bei über 800 °C eingeäschert. Alle auf Kohlenstoff basierenden Bestandteile der Lebensmittel verbrannten, zurück blieben die anorganischen Bestandteile – Mineralstoffe und Spurenelemente. Diese Asche nahm man nun, gab sie in Wasser und maß den pH-Wert. Einigen Wissenschaftlern fiel schnell auf, dass manche Lebensmittel eine saure Asche produzierten, andere eine basische. Dies entschied und entscheidet sich bis heute durch den Gehalt bestimmter basischer oder saurer Mineralstoffe und Spurenelemente. Aus dieser Beobachtung wurde Jahre später die Säure-Basen-Theorie entwickelt: Manche Lebensmittel sind Säurebildner, manche sind Basenbildner. Entscheidend ist dabei nicht der pH-Wert des Lebensmittels selbst, sondern der resultierende pH-Wert der Asche. So ist eine Zitrone ein saures Lebensmittel, aber nach der Säure-Basen-Theorie ein Basenbildner.

Die Theorie besagt nun, dass die meisten Lebensmittel, welche als gesund gelten, Basen im Körper bilden, während ungesunde Lebensmittel größtenteils Säuren im Körper bilden. Da sich die meisten Menschen mehr ungesund als gesund ernähren, soll es dadurch im Laufe von Jahren zu einer Anhäufung von Säuren im Stoffwechsel kommen – der Körper übersäuert, und ähnlich wie bei einem Gewässer, das »kippt«, kann auch unser Körper »kippen«. Dann entstehen chronische Erkrankungen. Eine Übersäuerung des Körpers kann über die pH-Messung des Urins festgestellt werden. Praktisch sieht das so aus, dass Sie mit einem pH-Teststreifen (in jeder Drogerie und Apotheke erhältlich) den pH-Wert Ihres Urins im Tagesverlauf messen sollen. Ist der Urin sauer, sind Sie übersäuert – so die Theorie.

Die Säure-Basen-Theorie versucht, nahezu jede chronische Erkrankung auf eine Übersäuerung zurückzuführen, und schlägt vor, sich »basisch« zu ernähren, um dem entgegenzuwirken. Aber die Überlegungen gehen noch weiter: Praktisch alles, was heute als ein ungesunder Einfluss auf unseren Körper angesehen wird, wird kurzerhand und ohne jegliche wissenschaftliche Beweisführung in die Kategorie »Säurebildner« gesteckt: Rauchen, Alkohol, Stress, zu viel oder zu wenig Sport, elektromagnetische Felder und Strahlungen, UV-Strahlung, fehlende Erdung, Schlafprobleme, Umweltgifte, Medikamente und vieles mehr.

Diese Lebensmittel gelten als sauer:

- Kaffee
- Tierische Lebensmittel wie Fleisch, Fisch, Eier
- Milchprodukte (mit Ausnahme von Joghurt)
- Schwarzer Tee
- Kakao und Schokolade
- Früchtetee
- Weizen und daraus hergestellte Produkte
- Alkoholika
- Fast Food
- Hochgradig verarbeitete Lebensmittel
- Zucker und Süßigkeiten

Diese Lebensmittel gelten als basisch:

- Obst
- Gemüse
- Kräuter
- Gewürze
- Beeren
- Pilze
- Grüntee
- Kräutertee
- Nüsse
- Dinkel, Hafer und glutenfreies Getreide
- Honig

Als neutral gelten:

- Wasser
- Speiseöle
- Butter

Die Säure-Basen-Theorie beinhaltet sicherlich einige gute Gedanken und Grundannahmen, sollte jedoch nicht als Grundlage für eine gesunde Ernährung und gute Lebensführung genommen werden. Verallgemeinert werden sollte sie auch nicht. Da ein wissenschaftlicher Beweis für die Säure-Basen-Theorie auch nach fast 100 Jahren noch fehlt, handelt es sich mehr um ein Glaubenssystem als um eine solide Grundlage für eine gesunde Lebensführung. Durch den sehr negativen Begriff der »Säure« – jeder schreckt vor diesem Begriff zurück, nicht wahr? – heftet der Säure-Basen-Theorie eine gewisse Emotionalität an. Emotionen sind bei unserer täglichen Entscheidungsfindung wichtig, sollten aber nicht die Grundlage für alles Gesundheitliche sein – auch die Logik sollte hier miteinbezogen werden, da das Konstrukt viele Löcher, Lücken und Tücken aufweist.

Jeder Mensch kann natürlich glauben, was er oder sie möchte. Natron kann in diesem Konstrukt eine Rolle spielen, aber sicher nicht für jedermann. Manchmal bietet sich die innere Anwendung an, manchmal nicht. Ein Blick auf wichtige Kritikpunkte der Säure-Basen-Theorie bringt hoffentlich weiter Licht ins Dunkel.

Kritikpunkte an der Theorie

Jede Ernährungsform – und hier zählt die Säure-Basen-Ernährung dazu – hat den Anspruch, die beste zu sein, und sucht nach Argumenten, warum dem so ist. Doch es gibt viele Wege zur Gesundheit. Keine Ernährungsform ist perfekt. Jeder Körper ist anders, jeder Mensch hat andere Bedürfnisse, Ziele und Vorlieben und kann die Ernährung entsprechend ausrichten. Lassen Sie uns einen Blick auf mögliche Kritikpunkte an der Theorie werfen. Denn: Es gibt viele Wege nach Rom!

Der pH-Wert des Urins

Ein saurer Urin sollte nicht als Beweisführung für eine Übersäuerung des Körpers verwendet werden. Wie vorhin erläutert, hat unser Körper verschiedene Möglichkeiten, Säuren auszuscheiden.

Ein saurer Urin sagt nicht aus, ob im Körper eine latente (niedriggradige) Übersäuerung vorliegt. Tatsächlich ist es wichtig, dass der Urin leicht sauer ist, denn so wird unser Harntrakt ständig desinfiziert und einer Harnwegsinfektion vorgebeugt. Ist Ihr Urin nicht mehr sauer, sondern basisch, sollten Sie sich Gedanken über eine Alkalose, über Harnwegsinfekte und über Ihre Niere machen. Denn es ist die Aufgabe der Niere, Säuren auszuscheiden.

»Sauer« und »basisch« ist nicht gleich mit »gesund« und »ungesund«

Die Säure-Basen-Theorie ist ein Versuch zu erklären, was eine gesunde und was eine ungesunde Ernährung ist. Es fällt auf, dass verarbeitete und tierische Lebensmittel sowie Genussmittel (genau, zum Beispiel Kaffee!) als »säurebildend« gelten, pflanzliche und unverarbeitete Lebensmittel hingegen als »basenbildend«.

Dies ist in etwa das, was von der Deutschen Gesellschaft für Ernährung (DGE) und anderen Ernährungsinstituten seit Jahrzehnten empfohlen wird. Wichtig ist an dieser Stelle jedoch zu betonen, dass ein Lebensmittel nicht aufgrund seines Säure- oder Basenpotenzials auf die Einschätzung »gesund« oder »ungesund« reduziert werden sollte. Denn Lebensmittel und unsere Gesundheit sind weitaus komplexer, als uns die Säure-Basen-Theorie vermittelt.

Lebensmittel enthalten mehr als nur Säuren und Basen

Ein Lebensmittel ist nicht etwa gesund oder ungesund aufgrund seines Gehalts an Säuren und Basen, sondern aufgrund seiner Tausenden Inhaltsstoffe, möglicher Schadstoffe, seiner Herkunft, Qualität, Zubereitung, Bekömmlichkeit, seines allergischen Potenzials und vielem mehr. Ernährung ist so dynamisch und komplex, dass sie mit einer einfachen Säure-Basen-Gleichung nicht erklärt werden kann. Und unser Körper ist ein solches Wunderwerk, dass mehr Faktoren zu Gesundheit und Krankheit beitragen als lediglich Säuren und Basen.

Viele als »sauer« bekannten Lebensmittel sind erstaunlich gesund, weil sie unseren Körper mit wichtigen Nährstoffen versorgen:

- Fleisch und Innereien von Weidetieren enthalten eine Vielzahl an Nährstoffen, ohne die Ihr Stoffwechsel nicht funktionieren würde (Pereira & Vicente, 2013). Wir finden in diesen Lebensmitteln große Mengen an Eisen, Zink, Kupfer, Mangan, Selen, B-Vitaminen, Proteinen und den biogenen Aminen Kreatin, Carnitin und Taurin.
- Eier enthalten hochwertiges Eiweiß, Vitamin A und Cholin für einen gesunden Fettstoffwechsel.
- Kaffee ist zwar ein Genussmittel, das nur in Maßen konsumiert werden sollte, konnte jedoch in Studien das Risiko für Diabetes Typ 2 und Alzheimer Demenz reduzieren (Maia & de Mendonça, 2002); (English, 2018); (Eskelin, Ngando, Tuomilehto, Soininen & Kivipelto, 2009).

Eine gesunde Ernährung basiert sowohl auf tierischen als auch auf pflanzlichen, folglich auf einer gesunden Mischung aus »sauren« und »basischen« Lebensmitteln. Es gibt Ernährungsformen, die sogar fast ausschließlich auf tierische oder »saure«

Lebensmittel aufbauen, wie die *Carnivore Diet* oder die ketogene Ernährung, welche, sauber durchgeführt, durchaus gesund sein können. Auf der anderen Seite gibt es auch Ernährungsformen, die rein auf pflanzlichen Lebensmitteln aufbauen und gesund durchgeführt werden können – die vegane Ernährung ist ein prominentes Beispiel dafür.

Angstmache

Bei manchen Ernährungsformen werden Emotionen vor Logik gestellt. Bei der Säure-Basen-Theorie ist es sehr häufig so, dass bewusst mit »Säuren« Angst gemacht wird. Schließlich wissen alle guten Hausfrauen und -männer, dass Säure Kalk auflöst. Gedanklich weiterentwickelt würde das bedeuten, dass eine zu saure Ernährung unsere Knochen (die aus Kalk bestehen) auflöst und Kalk in den Blutgefäßen ablagert. Es wird das Bild erzeugt, dass wir freiwillig »in Säure baden«. Damit werden jedoch viele biologische Tatsachen verdreht. Unser Körper baut Knochen nicht auf oder ab, weil er übersäuert ist – das hat andere Gründe und ist wesentlich komplexer. Genauso, wie ein Übermaß an Säuren gefährlich sein kann, können nämlich auch Basen problematisch sein.

Geldmache

Auf der Annahme, dass heutzutage jeder »übersäuert« ist und viele Basen benötigt, um dem entgegenzuwirken, wird die Säure-Basen-Theorie häufig zur reinen Geldmache verwendet. Ist Ihr Körper wirklich übersäuert, können Sie in 99 % der Fälle mit einer gesunden Ernährung und Natron als Hausmittel Ihre Übersäuerung angehen. Dazu benötigen Sie kein 30-Tage-Säure-Detox-Programm oder Basenkonzentrate für teures Geld. Der

Gipfel sind sogenannte Basenkonzentrate, die dem Körper dabei helfen sollen, Säuren zu neutralisieren. Ein Blick auf die Zusammensetzung verrät, dass es sich oftmals um verdünnte Natronlauge handelt.

Der Körper als Säuredeponie?

Die Säure-Basen-Diät stellt die Behauptung auf, dass überschüssige Säuren in Gelenken, Bindegewebe und Lymphe abgelagert werden und diese zu Gelenkbeschwerden, Schmerzsyndromen und Lymphstau führen. Es stimmt, dass durch eine ungesunde Ernährung und Bewegungsmangel diese Körperareale Probleme aufweisen, doch die Ablagerung von Säuren ist dafür nicht verantwortlich. Vielmehr sind es chronische Entzündungen, die eine vermehrte Bildung freier Radikale zur Folge haben und diese Areale in Mitleidenschaft ziehen. Im folgenden Kapitel wagen wir eine Gegenüberstellung der Säure-Basen-Theorie und chronischen Entzündungen.

Auch ein Basenüberschuss ist nicht von Vorteil

Ein wichtiger Kritikpunkt der Säure-Basen-Theorie ist, dass es zu einer Überflutung des Körpers mit Basen kommen kann. Erster Kontaktpunkt der Basen mit unserem Körper ist der Magen: Treffen Säuren auf Basen, neutralisieren sie sich gegenseitig. Eine ständige Einnahme von Basen kann daher zur Folge haben, dass der Magen nicht mehr sauer genug ist. Dadurch wird die Verdauung beeinträchtigt, da nicht nur mehr Keime über die Nahrung in den Magen-Darm-Trakt gelangen können, sondern ohne eine saure Vorverdauung Folgeerscheinungen auftreten können: Die Magensäure soll nämlich die großen und sperrigen Proteine vorverdauen.

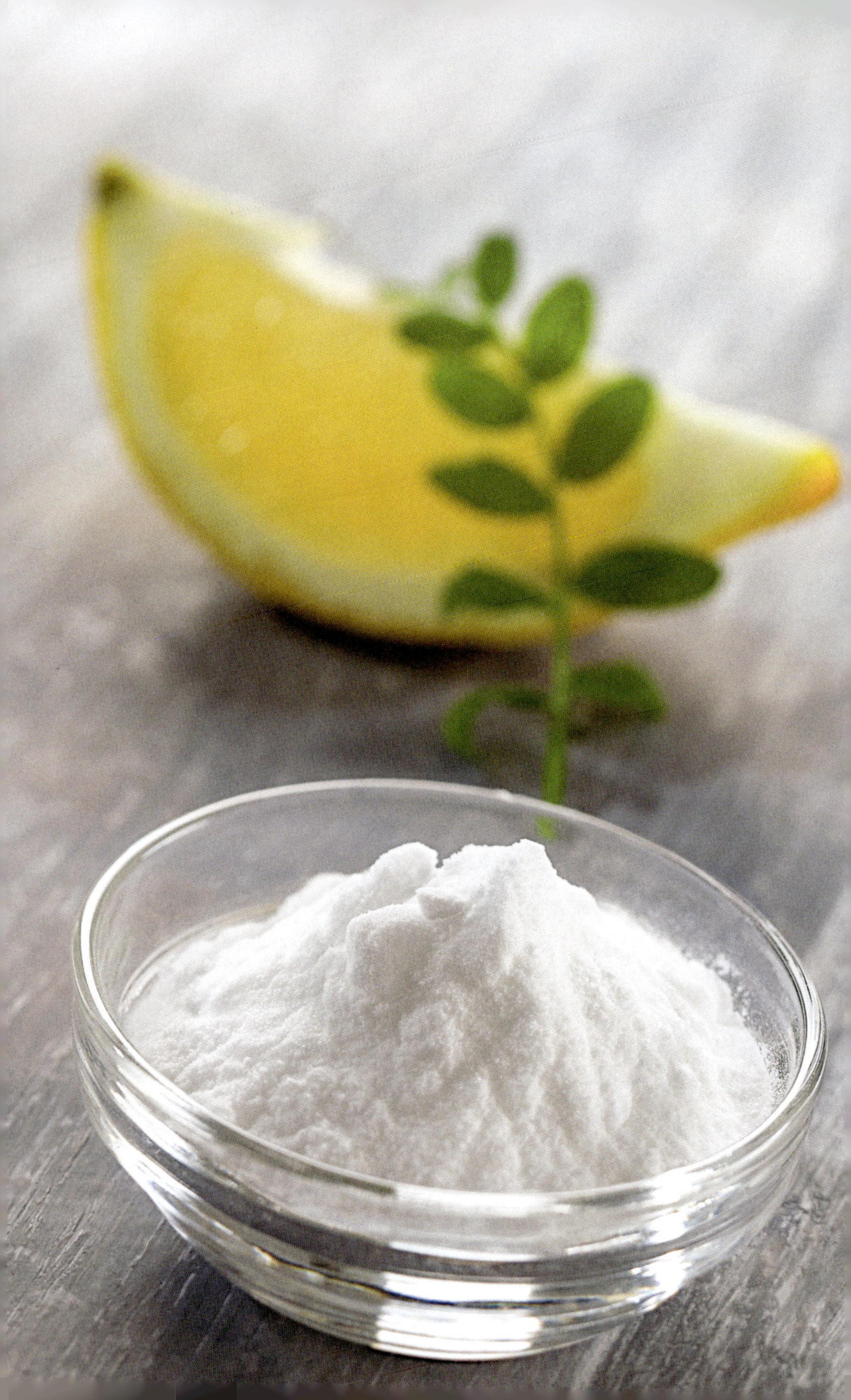

Diesen Prozess können Sie sich vorstellen wie eine sehr lange Perlenkette, die Sie in einer verstaubten Truhe finden und die vollkommen verknotet ist. Um die Perlenkette um Ihren Hals legen zu können, müssen Sie sie zuerst entknoten. Diese Aufgabe übernimmt in Ihrem Körper die Magensäure. Ohne diesen Schritt würden die Proteine vollständig verknotet in Ihren Dünndarm gelangen, in dem die Proteine in ihre Bestandteile zerlegt werden sollen. Das funktioniert dann nicht mehr – und nun steigt das Risiko, dass Ihr Immunsystem diese Nahrungsproteine als Fremdstoffe einordnet und bekämpft. Eine allergische Reaktion ist die Folge. Werden diese Proteine oder Teile davon in Ihren Blutkreislauf aufgenommen, können sie das Immunsystem »verwirren«, es fehlleiten und sogar chronische Entzündungen und im schlimmsten Fall Autoimmunerkrankungen hervorrufen. Tatsächlich beobachte ich bei vielen Allergikern und Autoimmunerkrankten einen untersäuerten Magen und eine eingeschränkte Verdauung – eine zu basisch orientierte Ernährung oder Einnahme von Basen führt hier häufig zu Verschlimmerungen.

Wahrscheinlich ist ein Mangel an Magensäure auch ein Grund, warum es vielen mit einer eiweißreduzierten Kost scheinbar besser geht. Da Eiweiß eine wichtige Bausubstanz für unseren Körper und Ausgangsstoff vieler Hormone ist, ist es ratsam, auf eine ausreichende Magensäuerung und Eiweißversorgung zu achten, statt pauschal Eiweiß zu verteufeln.

❮ Natron kann den Säuregehalt des Blutes positiv beeinflussen.

Welche Lebensmittel sind gut?

Nun fragen Sie sich sicher: Was ist der wahre Grund, warum eine basisch betonte Ernährung gesund ist?

Obst und Gemüse sind nicht etwa gesund aufgrund ihres »Basenüberschusses«. Dafür sind andere Tatsachen verantwortlich:

- **Wasserreich**: Unser Körper hat einen hohen Wasserbedarf, besonders wertvoll ist in Obst und Gemüse gespeichertes Wasser.
- **Nährstoffreich**: Die meisten als Basenbildner bekannten Lebensmittel sind überdurchschnittlich nährstoffreich und geben dem Körper viel Notwendiges.
- **Ballaststoffreich**: Besonders auffällig ist, dass nahezu alle Basenbildner ballaststoffreich und damit wichtige Futterquellen für Ihre Darmflora (das Mikrobiom) sind.
- **Antioxidantienreich**: Auch Antioxidantien sind in basischen Lebensmitteln vorzufinden. Antioxidantien sind Stoffe, welche freie Radikale (reaktive Moleküle, die im Stoffwechsel ganz natürlich und bei chronischen Entzündungen vermehrt anfallen) neutralisieren.

Diese Sichtweise gibt deutlich besser wieder, was in unserem Körper vor sich geht und wie manche Lebensmittel zu unserer Gesundheit beitragen und andere nicht. Dass Genussmittel wie Kaffee nur in Maßen konsumiert werden sollten, da sind sich Ernährungsratgeber einig. Gleiches gilt für Fast Food und verarbeitete Lebensmittel mit zugesetzten Chemikalien. Doch was ist mit tierischen Produkten?

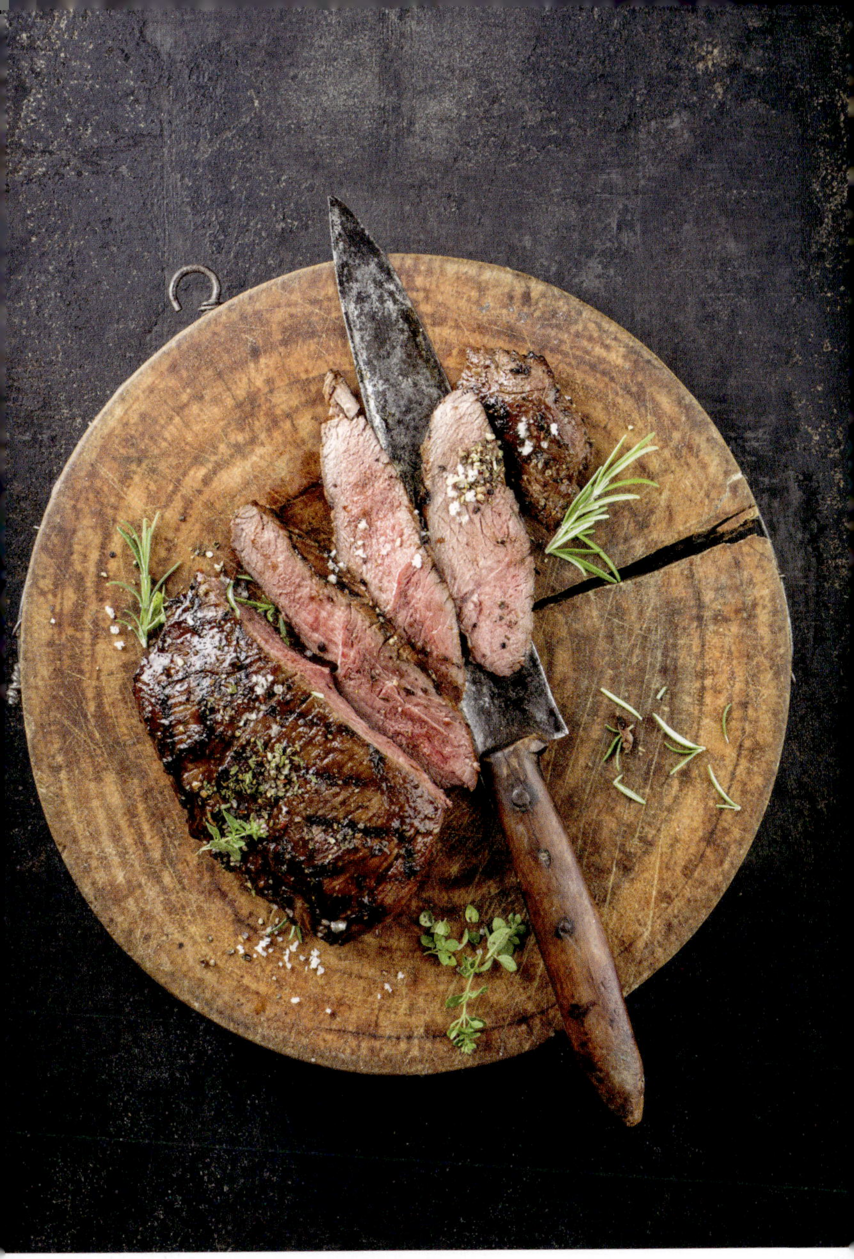

^ Hochwertiges Fleisch bevorzugen!

Warum tierische Lebensmittel gar nicht so schlecht sind

Sie würden mir zustimmen, dass ein nagelneuer Porsche 911 ein anderes Auto ist als ein altersschwacher und laut klappernder Fiat Punto mit seit fünf Jahren abgelaufenem TÜV. Ein Auto ist nicht gleich ein Auto. Für tierische Lebensmittel gilt das Gleiche, besonders für Fleisch. Sehr häufig ist in Ernährungsratgebern zu lesen, dass tierische Lebensmittel nicht oder nur in geringen Mengen konsumiert werden sollten. Doch es gibt enorme Unterschiede – und man kann vieles im Umgang mit Fleisch »richtig« oder auch »falsch« machen. Qualitativ gutes Fleisch (und tierische Lebensmittel im Allgemeinen) ist sogar sehr nährstoffreich und gesund, während qualitativ weniger gutes Fleisch angereichert ist mit Zusatzstoffen und Hormonen, Antibiotika und entzündungsfördernden Inhaltsstoffen, was der Gesundheit sicher nicht dienlich ist. Entscheidend ist, tierische Produkte nicht pauschal zu verurteilen, sondern wichtige Qualitätskriterien zu berücksichtigen, um es nachhaltig, ethisch und gesund konsumieren zu dürfen. Achten Sie

- auf artgerechte, nachhaltige Tierhaltung (statt Fleisch aus Massentierhaltung),
- auf unverarbeitete Produkte (besser ein frisches Steak als Salami),
- auf die Verwendung des ganzen Tiers inklusive nährstoffreicher Organe und Knochen (statt einer ausschließlichen Verwendung von Edelteilen wie Steak, Filet, Hackfleisch und Gulasch),
- auf Vielfalt,
- auf weniger ist mehr – qualitative beste, aber hochpreisige Produkte.

Natron ist kein Allheilmittel!

Beim Lesen mancher Erfahrungsberichte und Beiträge im Internet oder einschlägigen Natron-Ratgebern entsteht schnell der Eindruck, dass Natron ein Allheilmittel ist, das jegliche Erkrankung heilen kann. Besonders häufig wird in diesem Zusammenhang Krebs erwähnt. Halten Sie bitte Abstand von derartigen Berichten und Aussagen. Viele der dort gegebenen Empfehlungen sind mit höchster Vorsicht zu genießen.

Natron ist definitiv kein Allheilmittel. Es ist ein gesundes Hausmittel, das gewinnbringend eingesetzt werden kann, es hilft aber nicht jedem und nicht bei allen Krankheiten, da eine Übersäuerung des Körpers nicht die Ursache für alle Krankheiten ist. Die zwei wichtigsten Ursachen für Erkrankungen, welche den Körper aus dem Takt bringen können und damit in Zusammenhang stehen, sind Stress und chronische Entzündungen. Eine Übersäuerung kann auftreten, ist aber keine zentrale Ursache.

Warum Natron gerne als Wundermittel bezeichnet wird

Viele Menschen leiden unter einer Übersäuerung des Körpers, und eine Natroneinnahme bewirkt eine schnelle und spürbare Verbesserung. Einige starke Erfahrungsberichte sind immer wirkungsvoll. Hinzu kommt die emotionale Komponente der »Übersäuerung«, sodass viele Menschen die Natroneinnahme in Erwägung ziehen und die Ergebnisse bereitwillig mit ihrem Umfeld teilen. Wer will schon von »Säuren« geschädigt werden?

In der Tat ist es sehr einfach, Natron einzunehmen, es schmeckt neutral (also nicht schlecht) und es kostet keine Überwindung. Außerdem entsteht der Eindruck, dass die Natroneinnahme reicht – eine Umstellung der Ernährung und mehr Sport sind dann nicht mehr so akut. Es hat sich gezeigt, dass viele Menschen nach einfachen Lösungen suchen, die eine Umstellung ihrer Lebensgewohnheiten überflüssig machen. Natron eignet sich dafür perfekt.

Natron wird gerne aufgebauscht, als gesundes Haus-/Wundermittel, das wenig kostet und das viele Medikamente überflüssig macht. Dies ist gleichzusetzen mit einer direkten Kritik an der in Deutschland stark ausgeprägten Pharmaindustrie und den Pharma-Lobbyismus. Auch dies wirkt für viele Menschen, die mit unserem Medizinsystem nicht einverstanden sind, überzeugend. Sicherlich ist nicht alles Gold, was glänzt und als Medikament verkauft wird, aber auch hier ist eine Pauschalisierung à la »Natron heilt alles, wir brauchen keine Medikamente mehr« nicht zielführend.

Häufig trifft zudem eine Verdrehung von wissenschaftlichen Tatsachen zu. Bei der Säure-Basen-Theorie war es gut ersichtlich, dass ein Fünkchen Wahrheit dabei ist, jedoch wissenschaftliche und biologische Tatsachen bewusst verdreht werden, um ein Konzept vorzustellen. Auch bei der Anwendung von Natron bei diversen Erkrankungen ist dies gängig – bei vielen dieser Erkrankungen kommt es zu einer lokalen Veränderung des Säuren-Basen-Gleichgewichts, etwa bei manchen Krebsarten (saures Milieu). Aber nicht nur jeder Mensch ist individuell, sondern auch jede Erkrankung, auch jede Krebserkrankung. Manche Tumore mögen es sauer, manche basisch. Manche bevorzugen Zucker, andere Fette oder Ketone. Natron führt auch hier nicht zum Ziel und sollte vor allem nicht als Behandlung bei schweren Erkrankungen angesehen werden.

Sie sehen: Es hat Gründe, warum Natron als alternatives Wundermittel gefeiert wird. Es ist einfach, günstig, schmeckt neutral, steht symbolisch für eine kritische Haltung gegenüber mancher Industrie und bedient in seiner Anwendung emotionale Faktoren bei der Entscheidungsfindung. Das soll nun nicht heißen, dass es nicht wirkungsvoll sein kann – aber eine gewisse Skepsis ist durchaus angebracht.

Nachdem die vielen Vorteile von Natron erläutert wurden, soll es im weiteren Verlauf des Buches um die Anwendung von Natron gehen – die innere und äußere Anwendung für die Gesundheit und im Haushalt.

Der Natron-Test zur Bestimmung des Magensäuregehalts

Die Gründe für einen über- oder untersäuerten Magen werden wir uns gleich ansehen. Zunächst ist es wichtig, einen kleinen Test zu machen. Mit diesem Test, den wir der Einfachheit halber den »Natron-Test« nennen wollen, können Sie den Magensäuregehalt Ihres Magens einschätzen (Auerswald, 2021) Dieser Test ist wissenschaftlich nicht validiert, aber einer der einfachsten und gebräuchlichsten häuslichen Tests, der trotz seiner Einfachheit erstaunlich präzise ist.

Ein ausreichend saurer Magen ist absolut notwendig für eine gesunde Verdauung. Daher ist es ratsam, die innere Einnahme von Natron zeitlich auf Ihre Mahlzeiten abzustimmen, sodass bei den Mahlzeiten immer genügend Magensäure vorhanden ist. Das gilt besonders für diejenigen, die dazu neigen, wenig Magensäure zu bilden. Wer ausreichend Magensäure bildet, hat hier erfahrungsgemäß weniger Probleme. Wer einen dauerhaft untersäuerten Magen hat, sollte mit der inneren Einnahme von Natron vorsichtig sein. Dies zeigt auch, dass pauschale Aussagen wie »wir sind alle übersäuert« und »alle sollten Natron-/Basenpulver einnehmen« uns nicht weiterführen, da jeder Mensch individuell ist und eine gesunde Verdauung für jeden im Vordergrund stehen sollte.

Dem Natron-Test liegt die einfache chemische Gleichung zugrunde, dass sich Bicarbonat und Salzsäure neutralisieren und sich dabei CO_2 bildet:

$NaHCO_3 + HCl \rightarrow CO_2 \uparrow + NaCl + H_2O$ (Näherungsgleichung)

Es bildet sich demnach Kohlendioxid, das als Gas nach oben entweicht. Stellen Sie sich vor, Sie trinken Mineralwasser und die Kohlensäure »kommt wieder hoch«. Auch das ist CO_2. Je mehr CO_2 sich bildet, desto saurer ist Ihr Magen, so die Näherung. Das CO_2 spüren Sie als leichten Druck, der sich im Magen aufbaut und sich beim Aufstoßen entlädt.

Es ist bei jedem Menschen unterschiedlich, ob und wie stark der Magen angesäuert ist. Die Genetik spielt auch eine wichtige Rolle, die nicht unterschätzt werden sollte.

Anwendung:

1. Geben Sie zwei gestrichene Teelöffel Kaiser-Natron in ein Glas lauwarmen Wassers (250–300 ml) und rühren Sie so lange, bis es sich gelöst hat.
2. Trinken Sie das Glas in einem Zug aus und bleiben Sie ruhig stehen oder sitzen, bis Sie aufstoßen müssen.
3. Wenn Sie mögen, stoppen Sie die Zeit bis zum Aufstoßen und notieren, wie stark die Gasentladung ist.
4. Führen Sie den Natron-Test 2-mal morgens durch (an zwei Tagen, mit einem Tag Pause).
5. Achten Sie darauf, dass Sie ihn früh und nüchtern durchführen – also weder Kaffee noch Tee oder Frühstück zu sich genommen haben. 1–2 Gläser Wasser sind in Ordnung.
6. Führen Sie den Test ein zweites Mal am übernächsten Tag unter möglichst den gleichen Bedingungen durch.
7. Achten Sie darauf, dass die Bedingungen an beiden Tagen gleich sind – also dass Sie gleich lang geschlafen haben und den Test um die gleiche Uhrzeit (idealerweise zwischen 8 und 10 Uhr) durchführen. (Hinweis: Morgens ist der Magen am sauersten, da funktioniert der Test am besten).

Einschätzung:

1. Eine sehr starke, sofortige und möglicherweise schmerzhafte Gasentladung innerhalb von fünf Sekunden zeigt einen tendenziell übersäuerten Magen an.
2. Eine starke, aber nicht sofortige oder schmerzhafte Gasentladung innerhalb von 20–30 Sekunden zeigt an, dass Ihr Magen sauer genug und robust ist.
3. Eine schwache und verzögerte Gasentladung innerhalb von 30–120 Sekunden zeigt an, dass Ihr Magen tendenziell untersäuert ist.
4. Eine sehr verzögerte Gasentladung nach 5–10 Minuten und nach Bewegung – oder keine Gasentladung – zeigt an, dass Ihr Magen zu wenig Magensäure bildet.

Gründe für einen übersäuerten Magen:

- Stress
- Chronische Entzündungen
- Rauchen
- Fast-Food-Konsum
- Leistungssport
- Hoher Kaffee- und Schwarzteekonsum
- Alkoholkonsum

Gründe für einen untersäuerten Magen:

- Stress
- Zu wenig Bitterstoffe in der Ernährung
- Bewegungsmangel

Magensäure und Magensäureblocker kritisch betrachtet

Erfahrungsgemäß kommt ein übersäuerter Magen genauso häufig vor wie ein untersäuerter Magen. Häufig wird aufgrund von Sodbrennen oder Säurereflux dauerhaft ein Magensäureblocker (Antazida) eingenommen. Das Gemeine an der ganzen Sache ist, dass die Symptomatik eines über- und untersäuerten Magens sehr ähnlich ist. Denn zu den Symptomen kommt es in beiden Fällen (Ash, 2011):

- Bei einem übersäuerten Magen »schwappt« Magensäure, besonders bei einem gefüllten Magen, in Richtung Speiseröhre und benetzt die empfindlichen Zellen auf der Innenseite der Speiseröhre. Es kommt zu einem Brennen und zu Schmerzen.
- Bei einem untersäuerten Magen breiten sich Bakterien, darunter Helicobacter pylori, im Magen aus, da sie weniger durch die Magensäure angegriffen und abgetötet werden. Wenn Sie etwas essen, vergären diese Bakterien Teile Ihres Essens, dabei entstehen Gase. Die außen mit Magensäure benetzten Gasbläschen steigen nun auf, kommen zum Platzen und benetzen die untere Speiseröhre. Auch dies führt zu Refluxsymptomen.

Wenn Sie dauerhaft Antazida einnehmen, ist es ratsam, den Natron-Test durchzuführen. So können Sie abklären, ob Ihr Magen wirklich übersäuert ist oder eher untersäuert. Sollte er untersäuert sein, werden die Antazida keine große Wirkung entfalten, möglicherweise kommt es zu einer Verschlimmerung der Symptomatik und zu einer weiteren Einschränkung der Verdauungstätigkeit. Sprechen Sie bitte in diesem Fall mit Ihrer behandelnden Ärztin oder Ihrem behandelnden Arzt.

Ein übersäuerter Magen wird bei Männern im mittleren Alter am häufigsten beobachtet. Übergewicht, Stress und Bluthochdruck scheinen Risikofaktoren dafür zu sein. Ein untersäuerter Magen wird bei Allergikern und Autoimmunerkrankten häufig beobachtet sowie bei allen, die im Urlaub häufiger einen Magen-Darm-Infekt erleiden (was zeigt, dass die Erreger im Magen nur eingeschränkt abgetötet werden).

Tipp

Apfelessig als natürlicher Regulator der Magensäure
Apfelessig hat sich als Hausmittel sehr bewährt, um eine natürliche Magensäureregulation zu erreichen. Bei Sodbrennen und Reflux ist er bei einem unter- oder übersäuerten Magen eine natürliche Option. Trinken Sie dazu täglich, am besten früh und abends, ein Glas mit lauwarmem Wasser mit 2 cl naturtrübem Bio-Apfelessig (aus dem Bio-Supermarkt, aus der Drogerie oder von Fairment oder einem anderen Anbieter). Apfelessig und Natron sind übrigens ein starkes Duo, das wir im weiteren Verlauf des Buches noch das ein oder andere Mal ansprechen werden.

Was tun bei einem untersäuerten Magen?

Wenn Sie zu den Menschen gehören, die dauerhaft zu wenig Magensäure bilden, sollten Sie dieses Buch nicht enttäuscht zuklappen. Wie Sie ja bereits wissen, bietet Natron zahlreiche gesundheitliche Vorteile bei innerer und äußerer Anwendung.

Bei Allergikern, Heuschnupfenpatienten, SIBO-Betroffenen (hier kommt es zu einer Überbesiedelung des Dünndarms) und Autoimmunerkrankten ist ein untersäuerter Magen häufig zu beobachten. Bei allen, die nach dem Essen schnell müde werden, eine »träge Verdauung« haben und bei denen der Stuhl ein wenig riecht wie eine Biogasanlage, ist der Natron-Test erstaunlich häufig negativ (zu wenig Magensäure).

In diesem Fall kann es nicht schaden, einen naturheilkundlich orientierten Arzt oder Ärztin aufzusuchen. Die meisten konventionellen Mediziner werden diesen Fall mit einem Kopfschütteln abtun, »so etwas wie einen untersäuerten Magen gibt es nicht« sagen oder maximal ein Bitterpräparat verschreiben. Ich möchte Ihnen Tipps geben, wie Sie Ihre Magensäure auf ein natürliches Niveau anheben können:

Ausreichend kauen: Kauen Sie ausreichend und gut und ohne Ablenkung oder Hektik. TV und Smartphone gelten auch als Ablenkung. Durch konzentriertes Kauen wird die Nahrung gut eingespeichelt und der Verdauungsvorgang auf ganzer Linie unterstützt. Besonders wichtig ist gutes Kauen bei proteinreichen Lebensmitteln wie Fisch, Fleisch, Eiern, Käse und Hülsenfrüchten.

Trinken: Trinken Sie direkt vor und während des Essens weniger, um die Magensäure nicht noch weiter zu verdünnen (zwischen den Mahlzeiten trinken ist und bleibt dennoch wichtig).

Kaffee: Wenn Sie gerne Kaffee trinken, greifen Sie zu hochwertigem Kaffee, der schonend geröstet wurde und ein Bio- & Fairtrade-Siegel trägt.

Bitterstoffe: Versuchen Sie, mehr Bitterstoffe in Ihre Ernährung einzubauen. Diese unterstützen die Magensäure- und Gallenproduktion auf natürliche Weise und senken ganz nebenbei den Cholesterinspiegel. Empfehlenswerte Lebensmittel sind neben Kaffee und Tee Kräuter und Gewürze wie Kurkuma, Beeren, grünes Gemüse wie Artischocken, Zwiebelgewächse, Vitalpilze wie Reishi und Bitterpräparate wie die »Heidelberger 7-Kräuter«.

Magnesium: Die Produktion von Magensäure ist von einer guten Magnesiumversorgung abhängig. Könnten Sie womöglich von einem Mangel betroffen sein? Eine Blutanalyse (Vollblut-Magnesium <0,9 mmol/l) gibt Auskunft, und der Verzehr magnesiumreicher Lebensmittel wie grünes Gemüse, Nüsse und Weidefleisch kann die Produktion positiv beeinflussen.

Ausreichend schlafen: Alles im Körper hängt miteinander zusammen. Auch ausreichender Schlaf und der damit verbundene gesunde Cortisol-Spiegel (ein Stresshormon) ist wichtig für eine gute Magensäure-Balance. Besonders zu wenig Schlaf und das einhergehende Cortisol-Ungleichgewicht (zu viel oder zu wenig Cortisol, je nach Individuum) bringen die Verdauung gründlich durcheinander. Es gilt also auch hier: Schlaf ist der beste Arzt.

Betain-HCl: Betain-HCl ist gepufferte Magensäure, die Sie als Nahrungsergänzungsmittel zu den Hauptmahlzeiten einnehmen können. Diese Möglichkeit ist empfehlenswert, wenn die anderen hier genannten Tipps versagen. Um Ihre optimale Dosis zu den Mahlzeiten herauszufinden, beginnen Sie mit einer Kapsel bei einer Mahlzeit und steigern sich von Tag zu Tag, bis Sie ein leichtes Brennen in der Magengegend spüren – dann reduzieren Sie die Dosis um eine Kapsel. Das ist nun Ihre ideale Dosis, sie liegt bei den meisten Anwendern und Anwenderinnen bei 2–3 Kapseln je Mahlzeit.

Wenn die Verdauungsbeschwerden und der Magensäuremangel bei Ihnen nur vorübergehend auftreten, sollten Sie sich fragen, woran es liegen könnte. Haben Sie aktuell eine stressige Phase? Schlafen Sie zu wenig oder anders als normalerweise? Hatten Sie kürzlich eine Infektion, die sich auf den Magen schlagen könnte? Könnte sich hinter Ihren Beschwerden eine Reizung oder Entzündung der Magenschleimhaut verbergen?

In diesen Fällen ist die verringerte Magensäureproduktion ein Schutzmechanismus Ihres Körpers. So können Sie nachfolgende Symptome überprüfen:

Symptome eines Reizmagens (funktionelle Dyspepsie):

- Übelkeit am Morgen und mitunter Erbrechen,
- Übelkeit nach großen Mahlzeiten,
- Übelkeit bei langen Reisen in Auto, Zug, Bus und Flugzeug,
- Völlegefühl,
- Appetitlosigkeit,
- unbestimmte Schmerzen im Oberbauch.

Symptome einer Gastritis (Magenschleimhautentzündung):

- starke Bauchschmerzen, die weit über einen gereizten Magen hinausgehen,
- Appetitlosigkeit,
- dauerhafte Übelkeit.

Eine Gastritis gehört auf jeden Fall in ärztliche Hände. Eine gute ärztliche Begleitung wird überprüfen, ob eine Überbesiedelung mit dem Keim *Helicobacter pylori* vorliegt oder ob es sich um eine Autoimmungastritis handelt. Wenn Ihr Arzt oder Ihre Ärztin nur Magensäure-Blocker (Antazida) und eventuell Antibiotika verschreibt, ohne weitere Nachforschungen anzustellen, sollten Sie sich eine zweite Meinung einholen.

Die Regeneration eines gereizten oder gar entzündeten Magens können Sie neben einer Natrongabe und dem Trinken von Kräutertee mit dem Vitalpilz »Löwenmähne« und einer ausreichenden Versorgung mit Omega-3-Fettsäuren und Vitamin D gewährleisten. Eine Blutanalyse kann viel über die Nährstoffversorgung aussagen.

Innere Anwendung von Natron

Natron als eine günstige, risikoarme und bekömmliche Base kann sich auf den Säure-Basen-Haushalt des Körpers regulierend auswirken. Beginnend mit der Neutralisierung von Magensäure kann der Haushalt des ganzen Körpers beeinflusst werden: In einem gesunden Körper mit normaler Magensäureproduktion bilden die Belegzellen des Magens die wichtige Salzsäure, um den Magen sauer zu halten. Für jedes Molekül Salzsäure, das gebildet und an den Magen abgegeben wird, wird ein Molekül Bicarbonat als Puffer ans Blut abgegeben. So wird im Körper das Gleichgewicht aufrechterhalten. Theoretisch führt bei einer Übersäuerung des Körpers die regelmäßige Einnahme von Natron oder anderen Basensalzen zu einer verstärkten Bildung von Bicarbonat im Blut und zur Freisetzung von Basen. Da unser Körper jedoch in viele Abteilungen untergliedert und hoch dynamisch ist, sieht es in der Praxis nicht ganz so trivial aus. Daher kann es keine pauschalen Empfehlungen geben, wohl aber Situationen, in denen sich die innere Einnahme von Natron anbietet.

Wie ist Natron einzunehmen?

In diesem Kapitel liegt der Fokus auf der inneren Anwendung von Natron als Haus- und Gesundheitsmittel. Wie im letzten Kapitel erläutert, soll Natron dabei nicht als Wundermittel oder

Allheilmittel angesehen werden. Sicherlich wird es nicht so allumfassend und vielseitig verwendet, wie in anderen Ratgebern vorgeschlagen – dennoch gibt es einige Einsatzgebiete, bei denen es sich als effektiv erwiesen hat und eine valide Option darstellt, die es wert ist, ausprobiert zu werden. Seien Sie dabei immer aufmerksam und beobachten Sie Ihr eigenes Befinden – wie fühlen Sie sich nach der Einnahme von Natron? Geht es Ihnen besser oder schlechter? Ist Ihnen schwindelig? Haben Sie weniger Missempfinden im Magen-Darm-Trakt? Haben Sie weniger Kopfschmerzen? Seien Sie aufmerksam, beobachten Sie sich und lernen Sie daraus. Beobachtungen können in einem Tage- oder Notizbuch festgehalten werden.

Die einfachste und klassische Einnahme von Natron ist in Wasser gelöst und getrunken. Nehmen Sie dazu 1–2 TL reines Natron und geben Sie es in ein Glas lauwarmen Wassers. Gut verrühren und trinken. Dies können Sie dann 1- bis 2-mal täglich tun. Bitte beachten Sie dabei die Ausführungen auf S. 61 ff. zur Magensäure – die innere Einnahme eignet sich nur mit einem gewissen Abstand von mindestens 1–2 Stunden zur nächsten Mahlzeit, um eine ausreichende Magensäuerung und gesunde Verdauung zu gewährleisten. Wenn Ihnen der Geschmack von Natronwasser unangenehm ist, können Sie auch einen schwachen Kräutertee (z. B. Pfefferminze oder Kamille) mit Natron ergänzen oder eine Prise Salz hinzugeben.

Weitere Möglichkeiten zur Einnahme umfassen die Verwendung von Natron als Zusatz im Alltag, etwa über isotonische Getränke, Bowle oder direkt im Essen. Aus praktischen Gründen wird dies jedoch selten gemacht. So hat sich die simple Einnahme in Wasser durchgesetzt und bewährt.

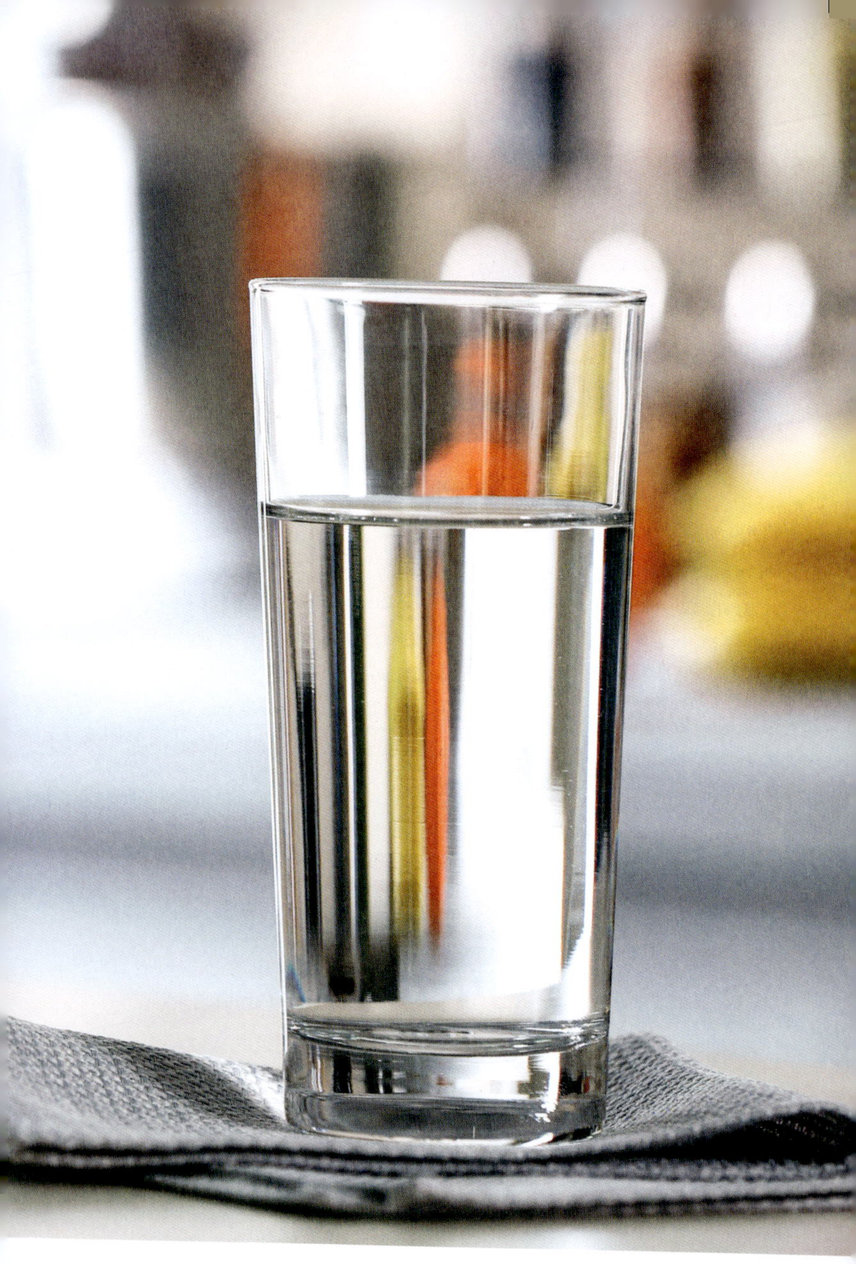

^ Zur inneren Anwendung eignet sich Natron sehr gut.

Wie dosieren Sie richtig?

Als »Tagesdosis« gelten 4–15 Gramm täglich als etabliert. Dies umfasst etwa 1–4 gestrichene Teelöffel Natron. Mehr wird erfahrungsgemäß nicht empfohlen, da dies zu stark in den Säure-Basen-Haushalt des Körpers eingreift. Lieber in geringen Dosierungen und als Teil einer gesunden Lebensführung, dafür längerfristig und konsistent, als eine kurze und zu intensive Kur, die nicht auf eine längerfristige Umstellung der Lebensgewohnheiten abzielt.

Wenn Sie über die empfohlene Tagesmenge hinaus Natron als Unterstützung einnehmen wollen, bietet sich die äußere Anwendung z.B. über Natronbäder oder Naturkosmetik an. Über die Ernährung und Lebensführung können Sie weiterhin positiv auf Ihren Säure-Basen-Haushalt einwirken, indem Sie sich gesund, natürlich und von unverarbeiteten Lebensmitteln ernähren, ausreichend schlafen, übermäßigen Stress reduzieren und sich regelmäßig an der frischen Luft bewegen.

Wann müssen Sie mit Natron vorsichtig sein?

Natron kann durch seinen Einfluss auf die Magensäure die Aufnahme von Medikamenten beeinflussen. Warten Sie bei der Einnahme von Medikamenten bitte mindestens zwei Stunden, ehe Sie Natron einnehmen. Bei Nährstoffnahrungsergänzungen wird dasselbe empfohlen. Bei Einnahme von Medikamenten, besonders bei Magensäureblockern (Antazida), Blutdrucksenkern und Medikamenten für die Herz-Kreislauf-Gesundheit, wird empfohlen, mit Ihrer Ärztin oder Ihrem Arzt über die Natroneinnahme zu sprechen. Bei bekannten Herz- und Nierenproblemen sprechen Sie bitte ebenfalls vorab mit der Sie behandelnden Person. Schwangeren und Kindern wird die innere

Einnahme von Natron nicht empfohlen, da es hier noch keine wissenschaftlichen Studien zur Einnahmesicherheit gibt.

Bei einem untersäuerten Magen wird empfohlen, die Natroneinnahme mit einem Mindestabstand von zwei Stunden zur nächsten Mahlzeit zu takten. Wenn Sie in diesem Fall Natron innerlich anwenden wollen (z.B. zur sportlichen Leistungssteigerung oder Entzündungslinderung), ist es ratsam, den Magensäuregehalt hinsichtlich Verdauung im Blick zu behalten und gegebenenfalls Magenbittertropfen oder Betain-HCl zu den Mahlzeiten einzunehmen.

So kann Natron helfen

Wir wenden uns nun einem der Kerninhalte dieses Buches zu: der inneren Einnahme von Natron zur Unterstützung bei ganz bestimmten Zuständen. Natron ist weder ein Allheilmittel noch ist es völlig wirkungslos. Manchmal kann es Sinn machen und hat sich bewährt – in diese Richtung geht unser Blick.

Natron als Entzündungshemmer

Unser Immunsystem schützt uns vor Schäden und Krankheitserregern. Wir haben in unserem Körper über 140 verschiedene Arten von Immunzellen. Alle haben jeweils unterschiedliche Aufgaben und Funktionen – manche sind nur für die Erkennung und Vernichtung von Viren zuständig, manche für Tumore, manche für Verletzungen und Regeneration. Manche starten Entzündungsreaktionen, wenn ein Schaden oder viele Krankheitserreger erkannt werden und lotsen so Immunzellen und Nährstoffe in die betroffene Region (Entzündungen sind akute Immunreaktionen, etwa bei einem Infekt oder einem Schnitt in den Finger). Und manche wiederum lindern Entzündungen, wenn ein Schaden beseitigt oder ein Kampf gegen einen Krankheitserreger gewonnen wurde. Dazu ist die richtige Balance aus entzündungsfördernden und entzündungslindernden Immunzellen wichtig. Ist das Verhältnis ungleich, sprechen wir von einer geringeren Immunkompetenz – das Immunsystem ist dann nicht so kompetent darin, »ausgewogen« zu reagieren, also angemessen stark. Es gibt auch den Zustand, dass Entzündungsreaktionen zu stark ausfallen, dann können chronische Entzündungen oder Autoimmunreaktionen die Folge sein.

Ein immer besser verstandenes Gleichgewicht ist das aus M1- und M2-Makrophagen. Makrophagen gehören zu unseren größten Immunzellen – sie sind reine Fresszellen, die alles fressen, was nicht in den Körper gehört. Dazu zählen Krankheitserreger genauso wie Tumorzellen und Zelltrümmer, die nach einer Verletzung auftreten können. In diesem Sinne sind sie wichtige Abwehrzellen.

M1-Makrophagen werden so beschrieben, dass sie weniger fressen und Krankheitserreger bevorzugt aus der Distanz angreifen: Dazu schießen sie mit scharfen »Waffen«, die wir freie Radikale nennen. Das sind sehr reaktive Sauerstoffmoleküle, die den Krankheitserreger unschädlich machen sollen. Das können Sie sich in etwa so wie eine Maschinengewehrsalve vorstellen. Nachteilig dabei ist, dass auch umliegende gesunde Zellen Schaden nehmen können. Aus diesem Grund werden die M1-Makrophagen entzündungsfördernd (pro-inflammatorisch) genannt. *M2-Makrophagen* gelten als anti-entzündlich, denn sie fressen lieber. Sie gehen dabei mit Krankheitserregern, Zelltrümmern und Tumorzellen auf Tuchfühlung und verleiben sie sich ein.

Natron scheint sich positiv auf das Gleichgewicht aus M1- und M2-Makrophagen auszuwirken: Einer Studie zufolge (Ray, et al., 2018) kann es bei chronisch-entzündlichen und Autoimmunerkrankungen die Bildung von M2-Makrophagen positiv beeinflussen. Dieser Prozess scheint in der Milz stattzufinden. Nun wird argumentiert, dass bei diesen Erkrankungen durch die tägliche Einnahme von Natron die Entzündungen geringer ausfallen und die Regeneration von beschädigtem Gewebe angeregt werden kann. Besonders bei diesen Erkrankungen scheint das M1- und M2-Gleichgewicht nicht optimal zu sein, weswegen die Autoren der Studie Betroffenen empfehlen, die Einnahme von Natron auszuprobieren und zu beobachten, wie es sich auf Befindlichkeit und Krankheitssituation auswirkt. Längerfristig könnten die damit einhergehenden »stillen« Entzündungen, die wenig spürbar sind und im Verborgenen stattfinden, gelindert und das Wohlbefinden entscheidend gestärkt werden.

Natron bei Sodbrennen und Säurereflux

Bei einem übersäuerten Magen kann es zur Reizung der Magenschleimhaut und zu Säurereflux kommen. Auch Sodbrennen kommt dadurch zustande, dass Magensäure an die untere Speiseröhre gelangt und diese reizt. Viele Millionen Deutsche nehmen gegen ihre Magenprobleme Medikamente aus der Klasse der Antazida ein – Protonenpumpeninhibitoren oder Magensäureblocker. In der konventionellen Medizin wird dabei nicht geprüft, ob der Magen tatsächlich zu sauer ist. Es wird rein symptomatisch gearbeitet: Hat der Patient Magenprobleme, sieht die ärztliche Richtlinie Magensäureblocker vor. Wie wir aus vorigen Kapiteln wissen, kann die Problematik damit verschlimmert werden (English, 2018). Denn auch bei einem untersäuerten Magen kann es zu den genannten Symptomen führen, da es im Magen zu einer bakteriellen Überbesiedlung kommt und Magenbrei erst in Richtung Zwölffingerdarm weitergegeben wird, wenn er ausreichend sauer ist. Dauert dieser Prozess länger als üblich, haben die Bakterien im Magen mehr Zeit zur Gärung – mit entsprechender Gasbildung, welche sich als Sodbrennen bemerkbar macht.

Beim Auftreten von Sodbrennen und Säurereflux empfehle ich daher zunächst, den Natron-Test (s. S. 58 durchzuführen. Kommt bei diesem heraus, dass Sie einen übersäuerten Magen haben, können Sie dies durch einen Magen-pH-Test beim Hausarzt überprüfen lassen. Zwar führen nur wenige Hausärzte diesen Test durch, dennoch sollte er hier erwähnt werden.

Magensäureblocker weisen einige Langzeitnebenwirkungen auf, die mit einer verringerten Aufnahme wichtiger Nährstoffe einhergehen, wie B-Vitamine und Magnesium. Daher kann über die alternative Einnahme von Natron zur Neutralisierung der Magensäure nachgedacht werden. Dies soll selbstverständlich keine Medikamentengabe ersetzen. Doch viele suchen heute nach einer alternativen und natürlichen Lösung, bevor die (teils jahrelange) Einnahme von Medikamenten fortgeführt wird.

Bei übersäuerungsbedingten Magenproblemen können Sie dafür 1- bis 2-mal täglich zwischen den Mahlzeiten 1–2 Teelöffel Natron in Wasser lösen und trinken. Beginnen Sie mit einmal täglich einem Teelöffel und führen dies eine Woche lang durch. Wenn es nicht zu einer deutlichen Besserung kommt, erhöhen Sie ab Woche 2 auf zweimal täglich einen Teelöffel, ab Woche 3 auf zweimal täglich zwei Teelöffel. Anhand der Gasentwicklung können Sie einschätzen, ob es zu einer spürbaren Neutralisierung von Magensäure kommt.

Entgiftung und Fasten

Bei Entgiftungs- oder Fastenkuren kann es, besonders bei Vorliegen chronischer Erkrankungen, vorübergehend zu einer erhöhten Säurelast im Körper und dadurch auch im Magen kommen. Dies liegt daran, dass viele im Körper gespeicherten Giftstoffe gelöst werden. Dabei werden diese Giftstoffe häufig an Säuren gebunden, um sie auszuschleusen. Auch können durch die Fastenprozesse vermehrt Säuren anfallen, wenn sogenannte Schlacken aus dem Bindegewebe gelöst werden. Der Begriff »Schlacken« ist in der konventionellen Medizin sehr unbeliebt, umschreibt aber gut diejenigen Substanzen, die der Körper mangels Entgiftungskapazität im Bindegewebe zwischenspeichert. Bei Entgiftungs- und Fastenkuren können auch diese ausgeschieden werden. Dies ist auch der Grund, warum bei derartigen Kuren gerne der Einsatz basischer Salze, Tees oder Brühen empfohlen wird, um den Körper bei seiner Entgiftung zu unterstützen.

Auch bei einer Fastenkur können Sie täglich 1–2 Teelöffel Natron in Wasser gelöst trinken. Das Natron kann Ihrem Körper eine gute Unterstützung bei der Entgiftung sein – sofern der Magen sauer genug ist.

Metabolische Azidose

Bei einer metabolischen Azidose werden im Blut ein erniedrigter pH-Wert (< 7,35) sowie ein erniedrigter Bicarbonat-Wert und negativer Basenüberschuss (–2 oder weniger) festgestellt. In der konventionellen Medizin wird dem in akuten und schweren Fällen durch bicarbonatreiche Infusionen entgegengewirkt. Bei einer bei Diabetes Typ 1 möglichen Ketoazidose kann dies auftreten. Sollte dies der Fall sein, kann Natron als Hausmittel zum

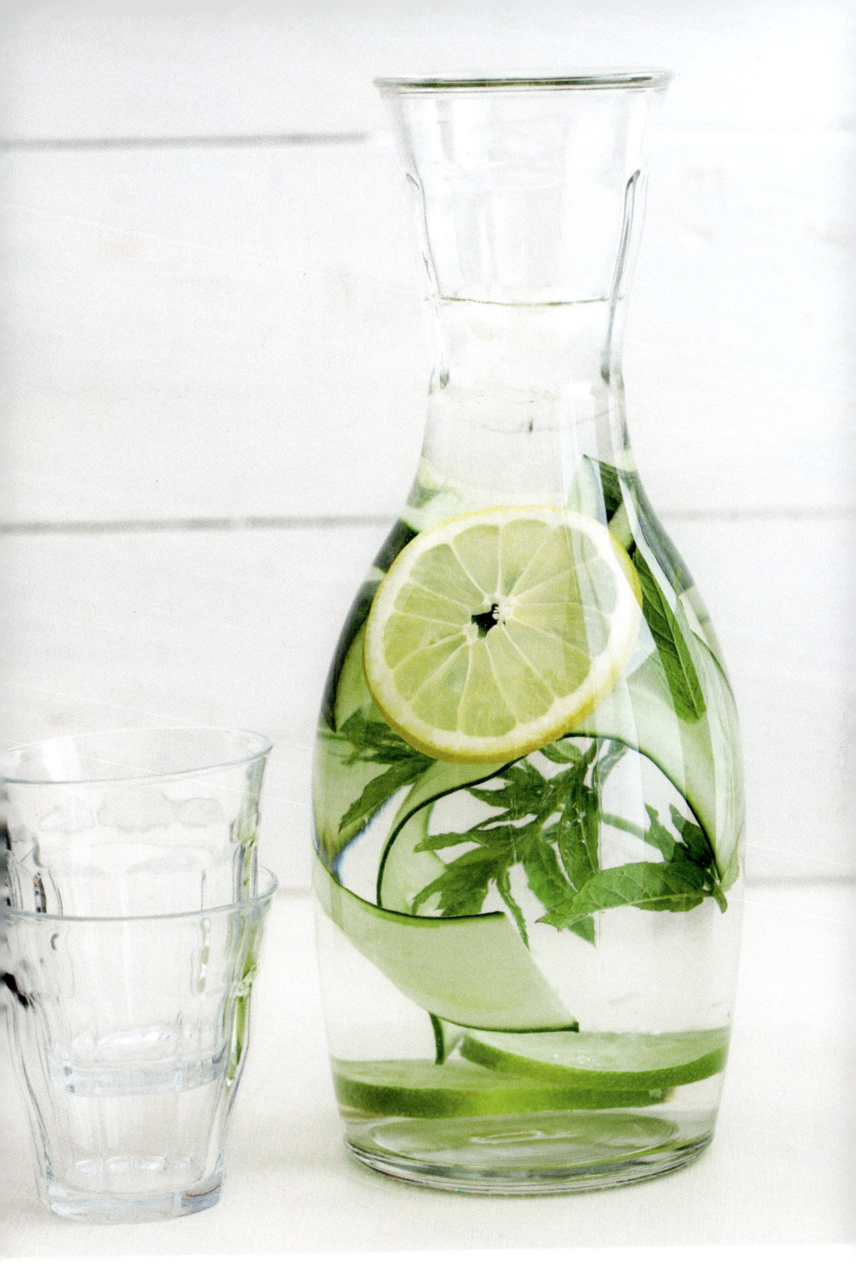

^ Natron wirkt unterstützend bei einer Fastenkur.

Zug kommen. Sprechen Sie dies bitte ärztlich ab und diskutieren Sie über eine mögliche Einnahme von Natron 1- bis 2-mal täglich mit Wasser. Mittels Blutanalysen kann der Erfolg dabei überwacht werden.

Nierenerkrankungen

Die Nieren sind für die Entsäuerung des Körpers sehr wichtig: Sie filtern fortwährend das Blut und entfernen damit Stoffe, die ausgeschieden werden müssen. Dazu zählen auch Säuren wie die bekannte Harnsäure. Bei Nierenerkrankungen oder einer eingeschränkten Nierenfunktion kann es leichter zu einer Übersäuerung des Körpers kommen. In Absprache mit Ihrer behandelnden Ärztin oder Ihrem behandelnden Arzt können Sie dieser Übersäuerung mit der Einnahme von Natron 1- bis 2-mal täglich entgegenwirken – in Studien konnte dies sehr überzeugen (Zhang, Liang, Chen, Liang & Zhang, 2015).

Unterstützung der sportlichen Leistung

Hobby- und Leistungssportler werden sich über diesen Punkt freuen: Einer Studie zufolge (Krustrup, Ermidis & Mohr, 2015) kann Natron die Leistung bei hochintensiven Anstrengungen um bis zu 15 % verbessern! Dies hat den Hintergrund, dass Natron die körpereigenen Basenpuffer erhöht. Bei hochintensiven Anstrengungen, etwa einem harten Krafttraining, einem Spring- oder Spielturnier, fällt in den Muskeln im hohen Maße Laktat (Milchsäure) an. Dies geschieht immer dann, wenn der Energieverbrauch kurzzeitig höher ist, als die Sauerstoffaufnahme gewährleisten kann. Dabei wird Traubenzucker (Glukose) dann nicht »sauber« zu CO_2 und H_2O verarbeitet, sondern zur schneller verfügbaren Milchsäure. Diese verschiebt den pH-

Wert in den Muskeln in einen sauren Bereich, was zum typischen muskulärem Brennen und zur Ermüdung beiträgt. Wurde jedoch zuvor Natron zugeführt, kann mehr Laktat anfallen und abgepuffert werden – dies kann die Leistung kurzzeitig erhöhen. Aus diesem Grund greifen viele Sportler vor einer sportlichen Einheit zu 1–2 Teelöffeln Natron in Wasser gelöst.

Hinweis: Bitte nur im zeitlichen Abstand von mindestens 30 Minuten zur nächsten Mahlzeit anwenden, um die Verdauung nicht zu beeinträchtigen.

Natron als Hilfsmittel beim Fasten?

Bei vielen Heilfastenkuren wird die Gabe von Basenpulvern ebenso empfohlen wie Basenbäder. Wie hängt das zusammen? Bei Heilfastenkuren wird wenig bis nichts gegessen, so soll die Entgiftungstätigkeit des Körpers angeregt werden. Dabei werden gespeicherte Energiereserven (Körperfett) ebenso gelöst und ausgeleitet (»verbrannt«) wie gespeicherte Giftstoffe.

Doch auch über einen Prozess namens »Autophagie« wird so einiges ins Rollen gebracht: Bei der Autophagie werden die Zellen des Körpers dazu angeregt, ihren Bedarf an Aminosäuren selbst zu decken – Aminosäuren sind die Bausteine des Lebens, da aus ihnen Proteine gebaut werden, welche unser gesamtes Leben steuern. Manche Aminosäuren kann unser Körper selbst herstellen – manche jedoch nicht. Diese müssen zugeführt werden.

Dabei ist unser Körper äußerst kreativ: In Zeiten des Fastens merken die Zellen, dass es keine Nahrungszufuhr gibt. Funktionsfähige Proteine wie z. B. Muskeln abzubauen, kommt für unseren Körper nur in Notsituationen infrage, da wir uns ohne Muskeln nicht fortbewegen könnten. Also beginnt jede einzelne Körperzelle damit, alte oder kaputte Proteine, die in ihr vorliegen, abzubauen und daraus Aminosäuren zu gewinnen. Zellen können sogar die sie umliegende Zellflüssigkeit »trinken« und daraus Aminosäuren gewinnen. Ganz gewieft ist auch das Immunsystem: Unsere Immunzellen durchstreifen den Körper auf der Suche nach alten, kaputten Zellen, Tumorzellen und Krankheitserregern, um sie anzugreifen, abzubauen und aus ihnen Aminosäuren zu gewinnen. Daher wirkt eine gute Heilfastenkur wie eine Verjüngungskur – weil sich Ihr Körper tatsächlich regeneriert und verjüngt.

Alle Stoffe, die im Zuge der Autophagie und Fastenkur gelöst und ausgeschleust werden, werden umgangssprachlich als »Schlacken« bezeichnet. Alte Proteine gehören ebenso dazu wie organische Säuren, die nun in Ruhe abgebaut werden können. Um die Lösung und den Abbau dieser Stoffe abzupuffern, bedient sich der Körper an körpereigenen Puffersystemen – daher steigt während einer Fastenkur der Bedarf an basischen Stoffen und basischen Salzen. So entlastet die Kur den Körper, fördert Wohlbefinden und Lebensqualität, und führt ganz nebenbei dazu, dass Sie während einer Fastenkur weniger »riechen«.

Natron unterstützt diese Prozesse sehr gut – sowohl innerlich eingenommen (zweimal täglich 2–3 Teelöffel Natron in einem Glas Wasser gelöst) wie auch als Basenbad. Bei einem heißen Basenbad wird zusätzlich die Entgiftung über die Haut angeregt.

Das ist auch der Grund, warum Gemüsebrühe, Vitalpilze und Kräutertees bei Fastenkuren so gute Unterstützung bieten – sie regen nicht nur die Entgiftung an und liefern dem Körper das wichtige Kalium, sie fungieren auch als Puffer für die freigesetzten Schlackenstoffe.

Äußere Anwendung von Natron

Die äußere Anwendung von Natron ist dank seiner lindernden, abschwellenden und antibakteriellen Eigenschaften bei einigen Indikationen lohnend und kann bei vielen gesundheitlichen Beschwerden und Zielsetzungen Anwendung finden. Aufgrund seiner hygroskopischen Eigenschaften vermag es, ungünstigen Bakterien und Pilzen die Lebensgrundlage – Wasser – zu entziehen, sodass diese sich auf der Haut weniger gut vermehren können. Lokale Infekte und Entzündungen können ebenso gelindert werden wie lokale Schwellungen, Schmerzen und Ungleichgewichte im Körper. Indem das Immunsystem in eine entzündungslindernde Richtung beeinflusst wird, werden Entzündungen auch auf diesem Wege angegangen.

Natron bei kleineren Malaisen

Die äußere Anwendung gilt überwiegend kosmetischen Zwecken und der Haut. Für einige der folgenden Anwendungen wird es nützlich sein, wenn Sie eine gesättigte Natronlösung in einer Sprühflasche parat haben. »Gesättigt« bedeutet, dass das Maximum an Natron in Wasser gelöst wurde. Die Sättigung erreichen Sie, indem Sie ein kleines Gefäß mit Wasser nehmen (z.B. eine kleine Müslischale) und so lange unter Rühren Natron hinzufügen, bis es sich unten im Gefäß absetzt. Dann haben Sie eine gesättigte Natronlösung, die Sie abfüllen können.

Hals-Rachen-Raum

Bei Entzündungen im Hals-Rachen-Raum hat sich das Gurgeln mit Natronwasser bewährt. Lösen Sie dazu 1–2 Teelöffel Natron in Wasser und gurgeln Sie damit mehrmals über den Tag verteilt.

Wunden

Bei frischen und nicht zu stark eiternden Wunden kann die betroffene Stelle nach dem Säubern mit einer gesättigten Natronlösung eingesprüht werden. Lassen Sie die Lösung nach dem Besprühen für 1–2 Minuten einziehen, ehe Sie ein Pflaster oder Verband (gegebenenfalls mit einer antiseptischen Salbe) auftragen.

Schwellungen

Kleine Schwellungen können lokal mehrmals täglich mit einer Natronlösung besprüht werden. Besonders an den Händen und Füßen hat sich diese Methode bewährt und kann zusammen mit einer kleinen Massage eingesetzt werden.

Insektenstiche

Natron kann sich positiv bei Insektenstichen auswirken. Grund dafür scheint zu sein, dass das Natron lokal das Immunsystem beruhigt, welches nach einem Insektenstich »in Unruhe gerät« und für eine übermäßige Schwellung oder für Jucken verantwortlich ist.

Sprühen Sie dazu ein- oder mehrmals täglich auf die betroffenen Stellen Natronlösung, wenn Sie oder Ihnen nahestehende Menschen mit Mücken-, Bremsen-, Bienen- oder Wespenstichen zu kämpfen haben.

Gut zu wissen

Liegt der Stich nur wenige Minuten (bis 30 Minuten) zurück, können Sie Schlimmeres verhindern, indem Sie einen Metalllöffel heiß machen (z. B. mit kochendem Wasser übergießen) und vorsichtig auf die betroffene Stelle drücken.
Durch die Hitze werden die Eiweiße, die für die Schmerzen und Schwellung verantwortlich sind und auf die das Immunsystem reagiert, zerstört. Geben Sie danach Natronlösung auf die betroffene Stelle.

Hautpflege

Gereizte Haut kann lokal mit Natron-Spray oder mit einem Natron-Sitzbad beruhigt werden. Die Zugabe basischer Salze wie Magnesium- und Kaliumzitrat unterstützt die beruhigende Wirkung und versorgt den Körper auch mit essenziellen Mikronährstoffen.

Bei Ekzemen, Neurodermitis, Schuppenflechte und anderen entzündlichen Hauterkrankungen kann dies ein- bis mehrmals wöchentlich angewandt werden.

Nasenspülung

Bei geschwollenen Nasenschleimhäuten oder einer Infektion der Nasen- und Nebenhöhlen kann eine Spülung mit Natronwasser und einer Prise hochwertigem Salz Linderung und Abschwellung verschaffen. Dazu benötigen Sie eine Nasendusche aus der Apotheke und lebensmittelreines Natron.

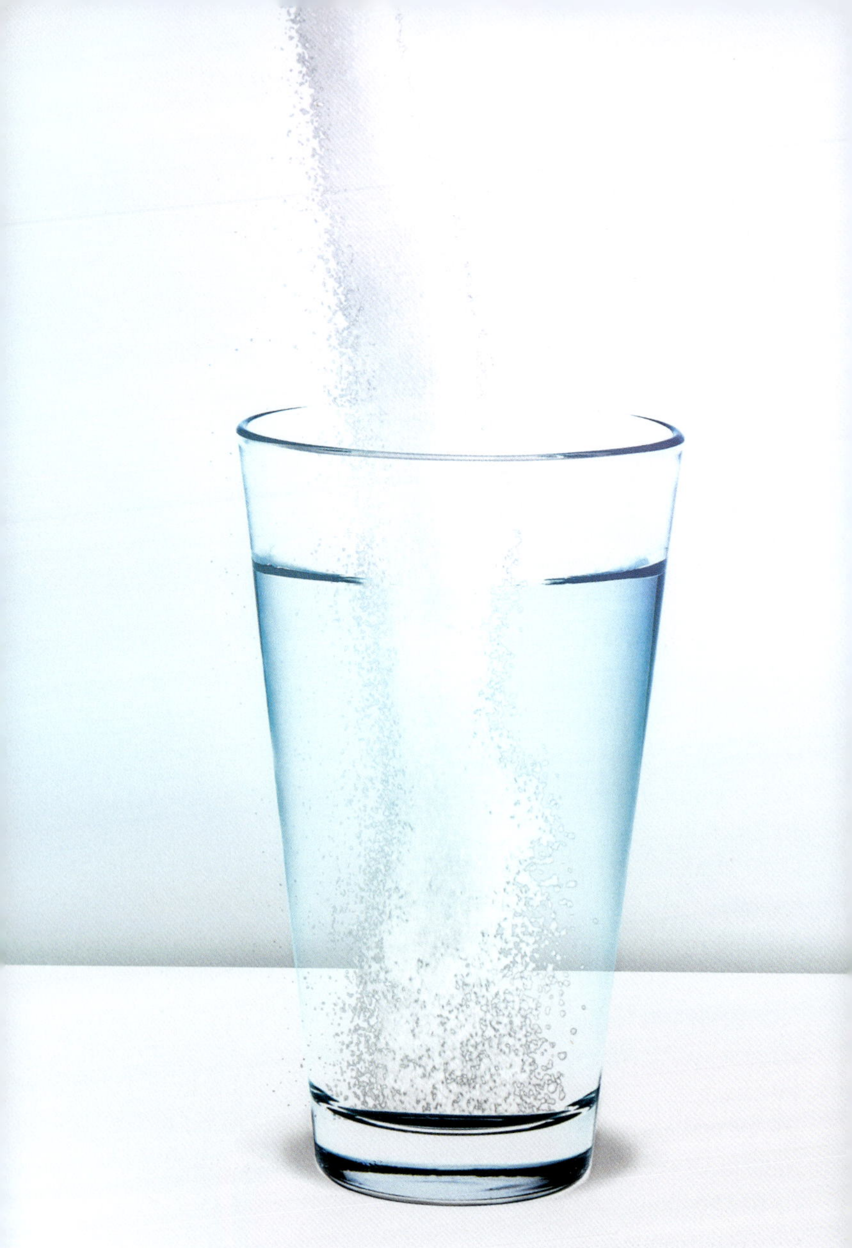

^ Natron in Wasser gelöst wirkt auch gut bei Mundgeruch.

Fußpflege

Zur Fußpflege bietet sich ein regelmäßiges Fußbad mit Natron an – die Effekte sind sehr ähnlich der bekannten Kernseife. Bei Fußpilz, Entzündungen oder offenen Wunden entfaltet Natron hier eine beruhigende, abschwellende und desinfizierende Wirkung. Dieses Fußbad können Sie nach Bedarf mehrmals wöchentlich bis hin zu täglich durchführen.

Gut zu wissen

Auch bei »aromatischen Füßen« kann sich ein regelmäßiges Natron-Fußbad oder ein Natron-Sitzbad anbieten, da der Fußgeruch durch eine bakterielle Fehlbesiedlung sowie der Ausscheidung bestimmter Fettsäuren im Schweiß zustande kommt. So können Sie zudem die Mikroflora auf Ihren Füßen positiv beeinflussen.

Mundhygiene

Etwa 95 % aller Deutschen erkranken im Laufe ihres Lebens an Karies, über 60 % an Parodontitis. Beide Erkrankungen werden durch Bakterien, die auf natürliche Weise in unserem Mundraum leben, ausgelöst, häufig im Falle einer Fehlernährung mit zu viel weißem Zucker und »schnellen« Kohlenhydraten aus Weizen. Auch Mundgeruch wird durch Fäulnisgase der Mundflora verschlimmert. In beiden Fällen – sollten Sie zur Risikogruppe gehören – kann eine regelmäßige Mundspülung mit Natronwasser Linderung verschaffen. Auch bei akuten Zahnschmerzen kann Natronwasser helfen ... ersetzt aber keinen Besuch beim Zahnarzt!

Gut zu wissen

Mit einem Tropfen ätherischem Pfefferminzöl wird die Wirkung verstärkt, und die Mundspülung mit Natronwasser hinterlässt einen angenehmen Minzgeschmack.

Natron in der Körperpflege

Viele Menschen versuchen im Zuge einer gesunden Lebensführung, den Kontakt mit konventionellen Kosmetikprodukten, deren Inhaltsstoffe man nur mit einem Chemiestudium entziffern kann, zu minimieren. Da diese Stoffe in der Natur nicht vorkommen und unserem Körper keine gesundheitlichen Vorteile bieten, ist dieser Gedanke lobens- und unterstützenswert. Natron ist aus unseren Haushalten nicht mehr wegzudenken – doch neben der breiten Anwendung in der Küche und im Haushalt allgemein eignet es sich bestens als Bestandteil einer natürlichen, chemiefreien Körperpflege.

Im Folgenden sollen einige Inspirationen und Ideen für die Verwendung von Natron in der Körperpflege gegeben werden. Rezeptvorschläge fügen sich an – diese müssen natürlich nicht übernommen werden! Jeder Mensch hat einen anderen Geschmack, andere Vorlieben und eigene Ideen – daher sollten diese Rezepte nur als Ideengeber angesehen werden. Sie können 1:1 umgesetzt werden, müssen aber nicht.

Haarpflege mit Natron

Klassisches Shampoo enthält neben zahlreichen Aroma- und Konservierungsstoffen diverse Tenside – Seifenstoffe, welche nicht nur für das Schaumverhalten wichtig sind, sondern auch für die Lösung von Schmutz- und Fettpartikeln. Da klassisches Shampoo jedoch nicht nur Schmutzpartikel, sondern auch den natürlichen Fett- und Säureschutzmantel der Kopfhaut löst, kann es längerfristig eher zu trockener und gereizter Kopfhaut führen und Schuppen begünstigen.

Gut zu wissen

Das »Schaumverhalten« von Seifen und Shampoos hat übrigens nichts mit der Waschkraft zu tun, sondern ist rein psychologisch. Konsumenten verbinden ein gutes Schaumverhalten mit der Waschkraft, aber das sind zwei völlig verschiedene Dinge. Daher kann auch Naturkosmetik, welche nicht schäumt, sehr gute Effekte erzielen.

Natron hingegen eignet sich bei langem und bei kurzem Haar bestens als natürliches Shampoo. Es wirkt antibakteriell und antifungal und beugt so einer Überbesiedlung der Kopfhaut mit unliebsamen Bakterien und Mikropilzen vor. Außerdem löst es Schmutzpartikel und Fette sehr effektiv und säubert, ohne dabei die Kopfhaut zu reizen. Bei der Reaktion aus Natron und Fett entstehen sogar Seifenstoffe in geringer Menge – *do-it-yourself*-Seife also.

Was die Waschkraft von Natron im Vergleich zu anderen Naturkosmetika anbelangt, ist es sehr effektiv und eignet sich be-

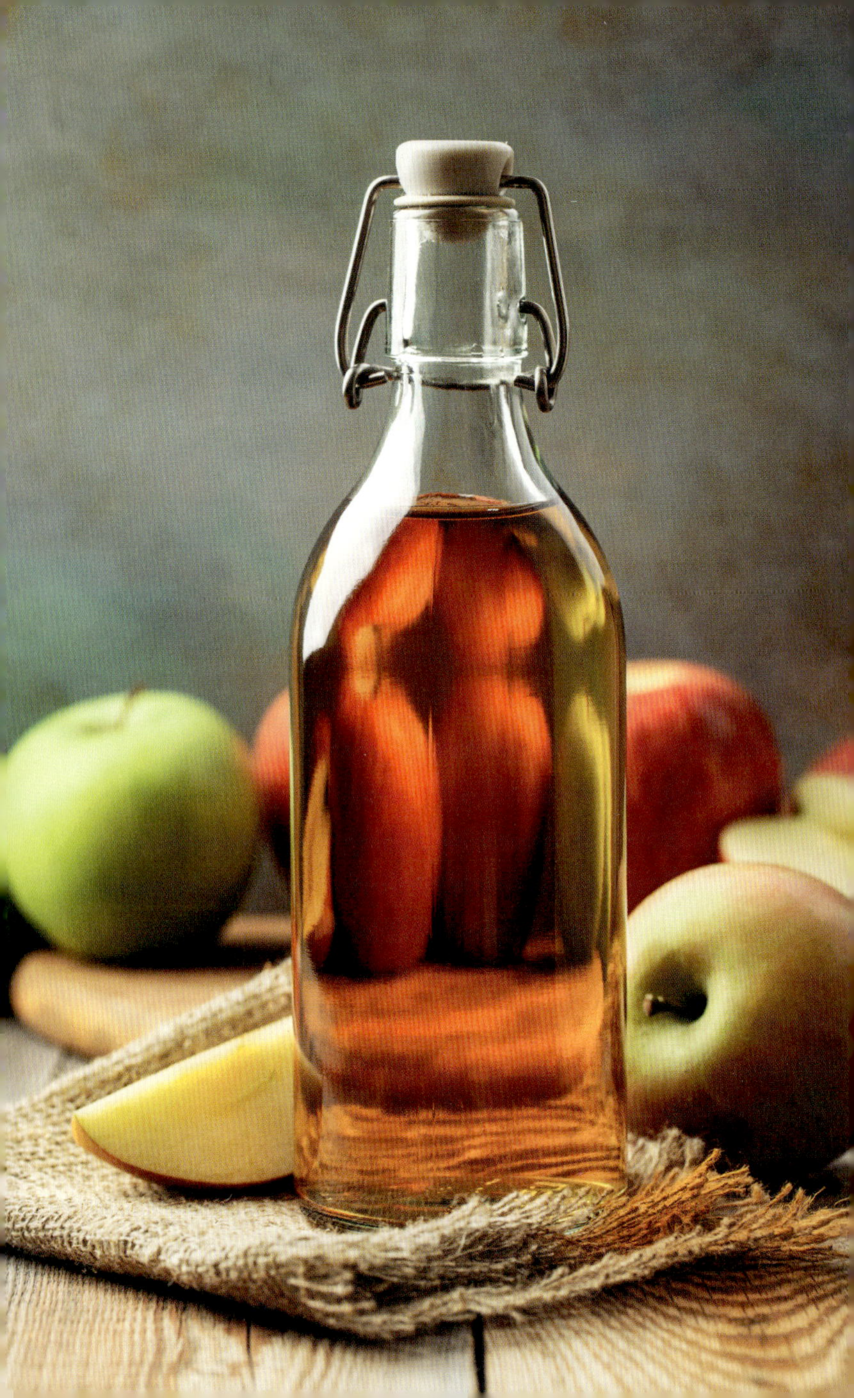

sonders gut bei voluminösem und leicht fettigem Haar. Wenn Sie eine weniger starke Waschkraft möchten (etwa, wenn die Haare noch etwas Halt haben sollen), verwenden Sie einfach weniger Natron als angegeben oder eine andere Naturkosmetik zur Haarpflege wie Roggenmehl mit Wasser, Apfelessig (lange Haare) oder Honig (kurze Haare). Bei kurzen Haaren reicht ein halber bis ganzer Teelöffel. Bei mittellangen bis langen Haaren sollte es ein ganzer Teelöffel sein.

Anwendung: Haare nass machen. Natron in einer leicht zu öffnenden Box in oder neben der Dusche platzieren, mit einem vorbereiteten Teelöffel entnehmen und in die Handfläche geben. Vorsichtig in den Haaren verreiben und 30 Sekunden einwirken lassen. Danach gründlich ausspülen.

Haarspülung mit Apfelessig

Nach dem »Waschgang« mit Natron können Sie mit einer Apfelessigspülung die Haare zusätzlich pflegen. Sie sind dann leichter zu kämmen und nach Wunsch zu stylen. Dazu benötigen Sie etwas naturtrüben Bio-Apfelessig (Vorsicht, darf nicht in die Augen gelangen) und, wenn Sie mögen, ätherisches Öl.

Anwendung: Mischen Sie 500 ml lauwarmes Wasser mit 3 Esslöffeln Apfelessig und 3–5 Tropfen ätherischem Öl. In eine saubere Bügelglasflasche abfüllen. Die Mischung reicht für eine oder auch mehrere Haarspülungen.

‹ Apfelessigspülung bringt das Haar zum Glänzen.

Gesichtspflege

Klassische Produkte zur Gesichtspflege enthalten Inhaltsstoffe, welche nicht gerade förderlich für eine gesunde Gesichtshaut sind. Viele enthalten sogar Stoffe, welche die Symptomatik verschlimmern und ein Gefühl von Abhängigkeit von diesen Produkten erzeugen können. So beinhalten viele Gesichtswässerchen Glycerin, welche Akne begünstigt, sowie Salicylsäure, welche allergische Reaktionen auslösen kann. Ähnliches gilt für Gesichtscreme, die viele Aroma-, Farb- und Konservierungsstoffe sowie ungünstige Fettsäuren enthält. Sie sind für den »Akne-Erreger« *Propionibacterium acnes* ein gefundenes Fressen. Masken und Reinigungsseifen für das Gesicht beinhalten ebenfalls häufig Glycerin sowie poröse Partikel, welche die Haut reizen. Die nachhaltigste Gesichtspflege kann mit Naturkosmetik gestaltet werden.

Bei fettiger und/oder zu Akne neigender Haut ebenso wie bei Neurodermitis, Urtikaria, Schuppenflechte und Ekzemen im Gesicht kann Natron zur Gesichtspflege verwendet werden. Natron löst Schmutzpartikel, beruhigt die Immunzellen in den oberen Hautschichten, wirkt antibakteriell und löst sogar tiefsitzende Verstopfungen der Talgdrüsen. Morgens und abends sowie immer, wenn Sie Ihr Gesicht reinigen, können Sie mit Natron arbeiten. Da die Natronpartikel unter Umständen die Gesichtshaut reizen können, bietet sich die Verwendung eines Natron-Gesichtswassers an. Dies erleichtert auch das Auftragen.

Gesichtswasser mit Natron

Das Gesichtswasser können Sie gut vorbereiten und davon lange zehren, da es sehr ergiebig ist. Vermischen Sie dazu 3–4 Esslöffel Natron mit 500–700 ml Wasser, verrühren es gut und füllen Sie es in ein geeignetes Gefäß ab. Ideal sind Pumpflaschen, welche durch Druck von oben eine festgelegte Menge Flüssigkeit (ca. 15–20 ml) abgeben. Auch Sprühflaschen eignen sich gut, da so das Gesichtswasser einfach ins Gesicht gesprüht werden kann.

Anwendung: Hände waschen, Gesicht nass machen. Gesichtswasser auf das Gesicht auftragen und verreiben. Etwa 30 Sekunden einwirken lassen, danach abspülen.

Gesichtsmaske mit Natron

Mit geschmolzenem Kokosöl oder Heilerde können Sie im Nu eine Natron-Gesichtsmaske herstellen, welche bis zu 30 Minuten einwirken kann, ehe sie abgewaschen wird. Dazu Natron mit geschmolzenem Kokosöl oder Heilerde von Luvos im Verhältnis 1:3 mischen und abfüllen.

Gesichtscreme mit Natron

Eine selbst gemachte Gesichtscreme muss keine chemischen Zusatzstoffe enthalten, kann die Haut pflegen und nähren, gut riechen und ist auch nicht teuer.

Zutaten für die Creme (zur Aufbewahrung in einer Dose)

4 TL Kokosöl, bio, extra nativ

2 TL Sheabutter

3 TL Mandelöl oder Arganöl

4 TL Natron

1–2 TL Zinkoxid

(aus der Apotheke, bei Akne oder starker Sonneneinstrahlung)

10–20 Tropfen ätherisches Öl

(wahlweise je nach Aroma oder Zielsetzung)

Als ätherisches Öl können Sie Pfefferminze oder Rosmarin verwenden – beide Öle riechen angenehm und haben eine überzeugende Wirkung. Bei Akne eignet sich auch Teebaumöl, zur Beruhigung Lavendelöl. Achten Sie bei der Wahl von ätherischen Ölen auf Qualität – sehr gut sind die Anbieter Primavera, Magnetix Wellness und DoTerra.

Anwendung: Kokosöl vorsichtig im Wasserbad schmelzen, übrige Zutaten einrühren, bis sich alles zu einer homogenen Masse verbunden hat, und in ein sauberes Gefäß abfüllen. Im Kühlschrank abkühlen lassen und nach Möglichkeit auch im Kühlschrank lagern. Die Gesichtscreme kann am ganzen Körper als Körpercreme verwendet werden – dabei kann auf die Zutat Zinkoxid verzichtet werden.

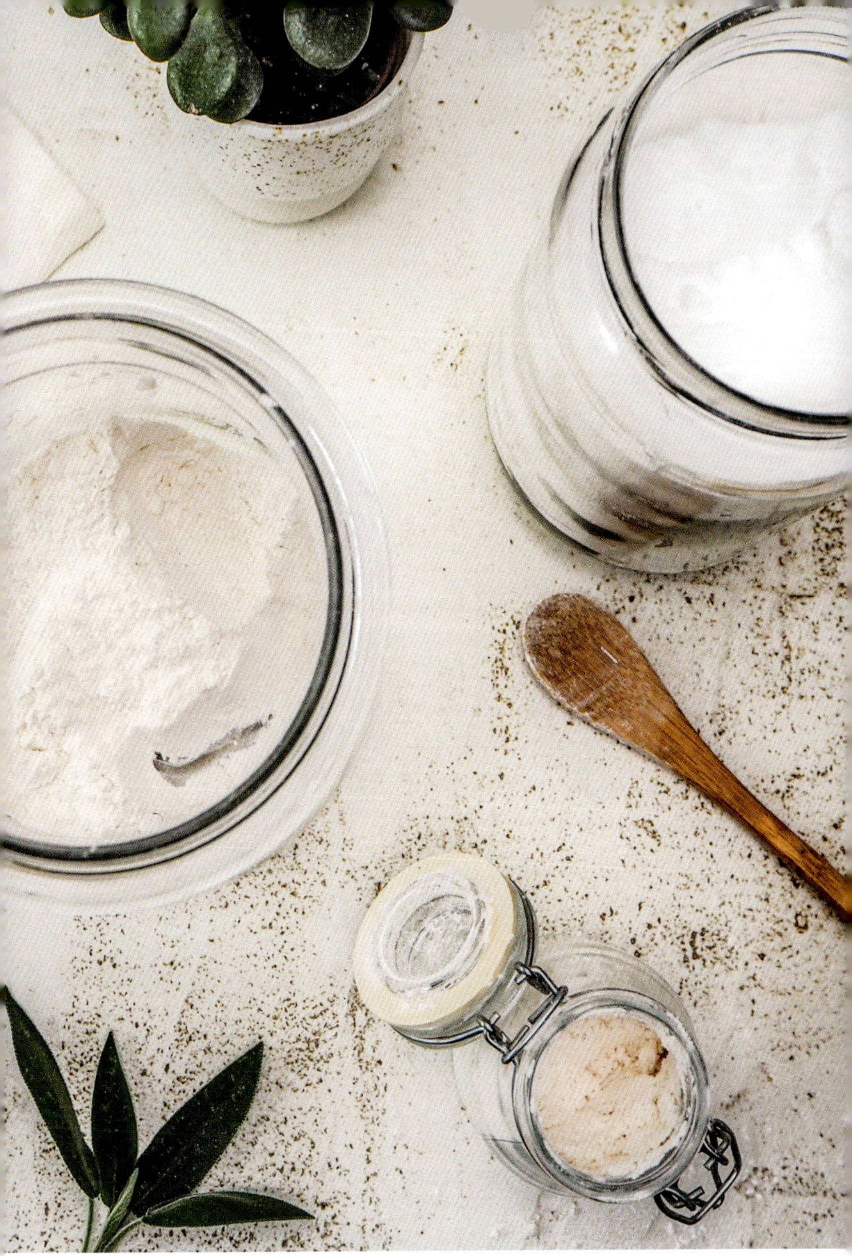

^ Gesichtscreme mit Natron: Hautpflege pur.

Handpflege mit Natron

Sofern Ihre Hände nicht mit grobem Schmutz oder strengen Gerüchen behaftet sind, eignet sich Natron auch für eine unkomplizierte und hautschonende Reinigung der Hände. Es löst Schmutz- und Aromapartikel und wirkt antibakteriell. Da wir uns meist mehrmals täglich die Hände waschen, bietet sich hier die Herstellung einer Reinigungslösung an. Eine Reinigungspaste kann auch verwendet werden, reizt jedoch bei täglicher Anwendung die Haut. Stellen Sie eine gesättigte Natronlösung her, indem Sie in 500 ml Wasser so lange Natron hinzugeben und verrühren, bis es sich nicht mehr löst und unten abscheidet. Füllen Sie die Natronlösung nun in ein sauberes Gefäß (z.B. Pumpflasche) ab und geben Sie 20 Tropfen ätherisches Öl dazu. Vor der Verwendung gut schütteln.

Handcreme mit Natron

Raue und gereizte Hände können mit Natron beruhigt und gepflegt werden. Die Creme eignet sich auch bei entzündlichen Hauterkrankungen. Das Natron beruhigt die Haut und die Immunzellen der oberen Hautschicht, regt die Regeneration an und verhindert eine Überbesiedlung mit ungünstigen Mikroorganismen.

Zur einfachen Herstellung einer Handpflege vermischen Sie jeweils 1 TL Natron mit 1 TL Mandel- oder Olivenöl (extra nativ, bio, kaltgepresst) in einer kleinen Schüssel. Vorsichtig einreiben, wenige Minuten einziehen lassen, dann abspülen.

Natürliches Deo mit Natron

Herkömmliche Deodorants enthalten zu 100 % chemische Inhaltsstoffe, welche auf den aufgetragenen Hautarealen desinfizieren, die Talgdrüsen verstopfen und einen erfrischenden oder anziehenden Geruch hinterlassen. Immer mehr Menschen berichten mir (und das ist auch meine Erfahrung), dass bei herkömmlichen Deodorants regelmäßig Talgdrüsen verstopfen, sich entzünden und im schlimmsten Fall vom Hautarzt entfernt werden müssen. Das in den meisten Deodorants enthaltene Aluminium oder Silber trägt zur Desinfektion bei, kann aber in geringem Ausmaß in den Körper gelangen und sollte unbedingt überdacht werden (Darbre, 2005).

Ein natürliches Deodorant ist daher die angenehmere, nachhaltigere und oftmals günstigere Alternative. Man(n) riecht dann vielleicht nicht so wie in der Werbung vermittelt, aber bei guter Vorgehensweise ist das Feedback mit einem natürlichen Deo ähnlich überzeugend. Natron trägt in einem Deodorant zur Neutralisierung von Geruchsstoffen (meist auf Säuren basierend) und Bakterien bei – ohne ungünstige Reaktionen der Talgdrüsen oder Aufnahme von Problemstoffen in den Körper. Für einen angenehmen Geruch sorgen ätherische Öle – je nach Schwerpunkt und Vorlieben kann es eher nach Kräutern riechen, fruchtig oder intensiv sein. Einzelne Öle eignen sich ebenso wie Mischungen.

Sie benötigen für ein selbst gemachtes Deodorant:

1 Sprühflasche aus der Drogerie (für einen Inhalt von 50 ml)

2 TL Natron

20 Tropfen ätherisches Öl

50 ml gefiltertes Wasser

Anwendung: Lösen Sie das Natron in Wasser in einer kleinen Schüssel (nicht in der Sprühflasche vermischen, sie kann verstopfen) und füllen es in die Sprühflasche ab. Geben Sie dann das ätherische Öl dazu und schütteln es gründlich. Eine Sprühflasche hält für 1–2 Monate.

Empfehlenswerte ätherische Öle

- Rosmarin
- Pfefferminze
- Bergamotte
- Lavendel
- Fichten- oder Kiefernnadeln
- Zitrone
- Orange
- Zimt + Nelke
- Vanille
- Sandelholz
- Rose

Rolldeo mit Natron

Sie können auch ein Rolldeodorant selbst herstellen – die Vorgehensweise und Auswahl der ätherischen Öle ist ähnlich, mit dem Unterschied, dass Sie alles in geschmolzenem Kokosöl und etwas Maisstärke lösen und in ein leeres Roll-Glas (im Biomarkt erhältlich) abfüllen.

Sie benötigen:

Roll-Glas aus dem Biomarkt
100 ml gefiltertes Wasser
1–2 TL Speisestärke (Mais- oder Kartoffelstärke)
2 TL Natron
10–20 Tropfen ätherisches Öl (s. o.)
Küchenthermometer

Anwendung: Wasser und Stärke verrühren und kurz aufkochen lassen, bis eine sirupähnliche Substanz entsteht. Auf 30 °C abkühlen lassen, dann Natron hinzufügen. Verrühren und anschließend ätherisches Öl hinzufügen. Abfüllen.

Zahn- und Mundpflege

Klassische Zahnpasta enthält – besonders in unteren Qualitätsstufen – zahlreiche Inhaltsstoffe, die nicht am Reinigungsprozess beteiligt und damit überflüssig sind und manchmal sogar problematisch sein können. Dazu zählen Süßstoffe wie Sorbitol zur Geschmacksverbesserung, Titandioxid für eine schöne weiße Farbe, künstliche Aromen und Konservierungsstoffe sowie Tenside für die Schaumbildung. Auch Fluorid ist für den Erfolg der Zahnreinigung und der Kariesprophylaxe nicht essenziell – zwar zeigt es in Studien präventive Eigenschaften (Griffin et al., 2007), aber bei einer guten Mundhygiene und gesunden Ernährung ohne viel Zucker ist Fluorid optional, nicht Pflicht. Entscheidend sind besonders eine solide Zahnbürste, eine gute Technik, Regelmäßigkeit und eine Bindefähigkeit der verwendeten Reinigungssubstanz. Der Begriff »Reinigungssubstanz« wurde bewusst gewählt, da Alternativen zu herkömmlicher Zahnpasta bekannt sind. Dazu gehört auch Natron. Die Verwendung von Natron in Zahncremeprodukten (meist als E500 gekennzeichnet) unterstreicht dessen Potenzial.

Die einfachste Anwendung besteht darin, dass Sie Natron und Wasser zu einer Paste verrühren und in einem sauberen Glas lagern. Ein feinpudriges Natron bietet sich hier eher an als ein grobkörniges, um eine Korrosion (Abnutzung) des Zahnschmelzes auszuschließen. Mit einem Tropfen ätherischen Pfefferminzöls wird es sogar noch aromatischer. So verwendet, zeichnet sich Natron durch seine bindenden, neutralisierenden und antibakteriellen Eigenschaften aus. Ein übermäßiger Bakterienbefall der Zähne, Zahnzwischenräume und des Zahnfleisches lässt sich ebenso reduzieren wie die Bildung organischer Säuren, welche den Zahnschmelz angreifen können.

Zahnbleeching mit Natron

Beim Zahnbleeching geht es darum, hartnäckige Ablagerungen auf dem Zahnschmelz zu lösen oder chemisch zu entfernen. Üblicherweise wird hierbei Wasserstoffperoxid (H_2O_2) verwendet, welches in seine Bestandteile (OH-Radikale) zerfällt und durch seine Reaktivität Beläge abbauen kann. Natron ist in dieser Hinsicht ein weniger aggressives Bleechingmittel. Es lässt sich anrühren und verwenden wie die eben erwähnte Zahncreme, mit dem Unterschied, dass die Paste auf die Zähne gegeben und 10 Minuten einwirken sollte.

Mundspülung mit Natron

Mundgeruch ist ein tabuisiertes Thema, das viele Millionen Menschen in Deutschland umtreibt. Von Zeit zu Zeit ist jeder von Mundgeruch betroffen, viele sogar dauerhaft. Die wichtigsten Gründe dafür sind ein zu hoher oder zu niedriger pH-Wert im Magen, mangelnde Mundhygiene sowie eine bakterielle Überbesiedelung im Mundraum. Besonders in den Zahnzwischenräumen und auf der Zunge tummeln sich häufig nicht nur Speisereste, sondern auch Bakterien, welche die Speisereste vergären und dadurch zu unangenehmen Ausdünstungen führen können. Neben der Verwendung von Zahnseide und eines Zungenschabers bietet sich eine regelmäßige Mundspülung mit Natron anstelle einer konventionellen, alkoholischen Spülung an. Im Gegensatz zu Alkohol, welcher die bakterielle Mundflora ähnlich eines Antibiotikums dezimiert, wirkt Natron dezenter antibakteriell – eine Überbesiedlung wird reduziert, die normale Mundflora aber nicht negativ beeinflusst. Durch seine desodorierenden Eigenschaften löst Natron außerdem viele auf Säure basierenden unangenehmen Aromastoffe im Mundraum.

Zahnbleeching mit Natron ist angenehm und wenig aggressiv. ›

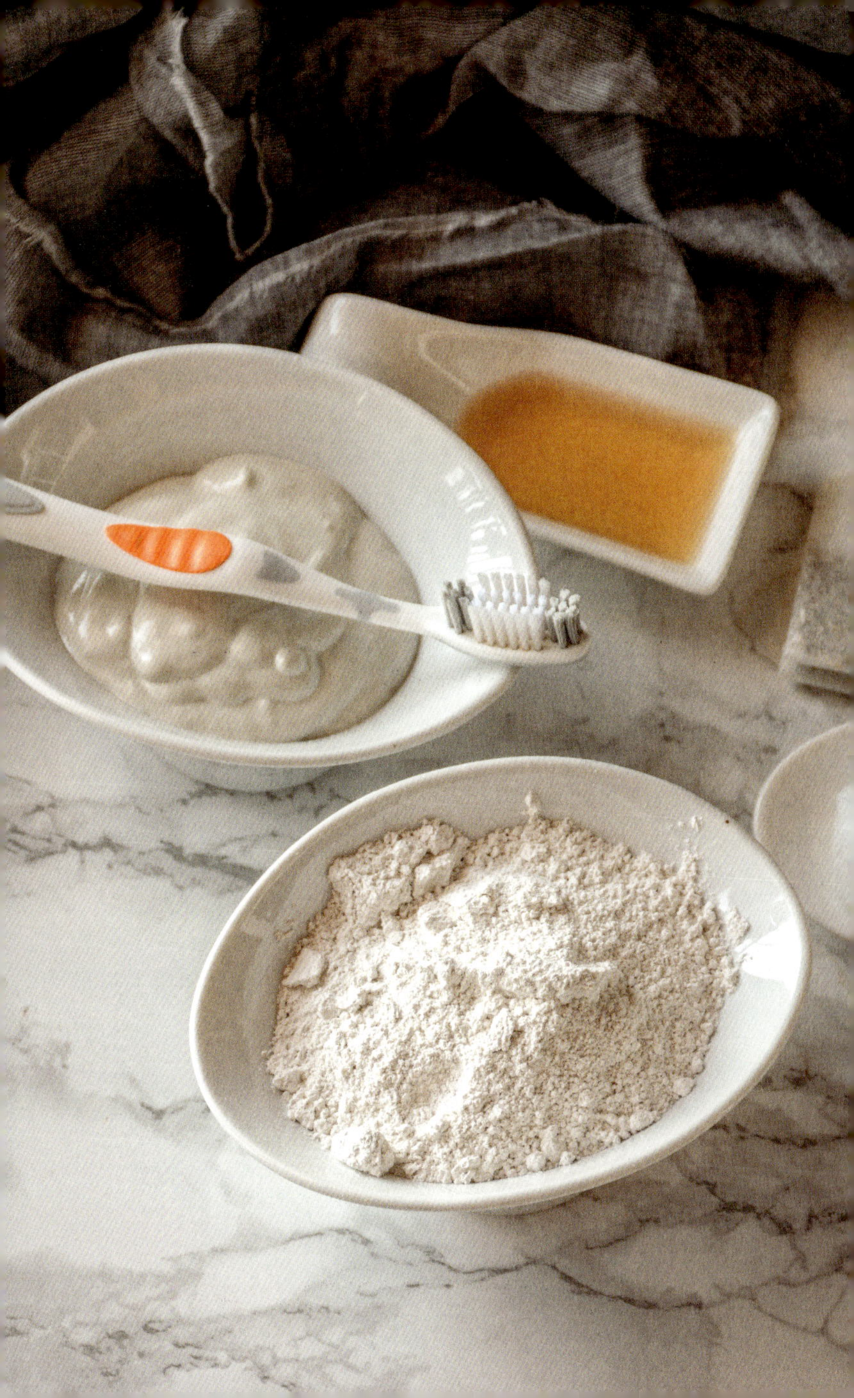

Eine sehr einfach anzurührende Mundspülung können Sie mit dieser Anleitung selbst zusammenstellen:

1 l gefiltertes Wasser

1 TL Himalayasalz

3 EL Natron

10 Tropfen ätherisches Pfefferminzöl

Sterile Bügelflasche

Diese Mundspülung können Sie nach Belieben nach dem Zähneputzen oder zwischendurch einnehmen oder damit gurgeln.

Hautpflege

Zur Unterstützung bei Fastenkuren, zur Anregung des Lymphflusses, zur Entsäuerung und zur Linderung bei entzündlichen Hautproblemen bietet sich ein Sitzbad mit Natron an. Hierbei können die universellen Eigenschaften von Natron (säurebindend, antibakteriell, entzündungslindernd) genutzt werden. Aus diesem Grund haben sich Bäder mit Natron (100 g Natron in einer Badewanne mit warmem Wasser aufgelöst) bewährt. Durch den Zusatz von ätherischen Ölen, getrockneten Kräutern oder Kräuterauszügen können die Haut und ihre Entgiftung gezielt unterstützt werden und zur Stressreduzierung beitragen. Geeignet dafür sind besonders Lavendel, Ringelblume, Arnika, Kampfer, Angelika, Eber, Rosmarin, Wermut, Kamille oder Lindenblüten. Auch Heilerde kann mit Natron kombiniert werden. Reiben Sie sich nach dem Bad mit Kräuterzusatz bitte nicht mit einem Handtuch trocken, sondern schwitzen Sie in einem Bademantel noch etwas nach und lassen Sie die Haut an der Luft trocknen.

Natron in Haus und Garten

Wer die Pflege und Sauberhaltung der eigenen vier Wände nachhaltiger, gesünder und chemiefreier gestalten möchte, findet in Natron eine nützliche Haushaltshilfe. Damit kann auf viele herkömmliche Putz- und Reinigungsmittel verzichtet oder die Verwendung zumindest reduziert werden.

Natron als Haushaltshilfe

Die chemischen Keulen im eigenen Haus zu reduzieren hat noch einen weiteren positiven und angenehmen Nebeneffekt: Sie selbst sind im Haushalt weniger den problematischen Inhaltsstoffen ausgesetzt, auf die immer mehr Menschen mit einer multiplen Chemikaliensensitivität (MCAS) reagieren. Auch Allergien und Autoimmunerkrankungen, die durch solche Inhaltsstoffe begünstigt werden, kommen immer häufiger vor und können mit Natron in Reinigungsmitteln abgewendet werden. Mit Natron, Essig (Essigessenz und naturtrübem Apfelessig), Kernseife und Salz können im Haushalt viele herkömmliche Reinigungsmittel ersetzt werden.

Entkalken

Verkalkungen in Küche und Bad lassen sich üblicherweise mit Essig und einem guten Lappen behandeln. Duschköpfe etwa können in eine Schüssel mit Essigwasser gelegt und dadurch entkalkt werden. Zur Verstärkung des kalklösenden Effekts von Essig kann ein Esslöffel Natron hinzugefügt werden.

Kaffeeflecken

Manche Flecken gehen nicht mehr aus dem Geschirr? Einfach über Nacht mit Natronwasser einweichen und danach mit einem Schwamm entfernen – Natron bricht die Ablagerungen (Polyphenole) chemisch auf und ermöglicht eine einfache Abtragung.

Schimmel

Schimmelpilze mögen kein Natron! Daher kann statt der Chemiekeule auch hier zu Natron gegriffen werden: Aus 2 EL Natron und 3 EL Wasser eine Paste anrühren und diese großzügig auf schimmelige Flächen geben und einreiben. 10–15 Minuten einwirken lassen und dann entfernen. Bis zu zweimal wiederholen.

Abfalleimer geruchfrei halten

Ein »riechender« Abfalleimer kann nicht nur bei der Entleerung für unangenehme Überraschungen sorgen, sondern auch die Wohnung mit unangenehmen Gerüchen belasten. Katzenstreu im Abfalleimer auszulegen ist ein Klassiker – doch auch Natron (1–2 cm hoch) funktioniert und ist dabei weniger staubig.

Rost entfernen

Rost lässt sich am besten mit einer Natronpaste entfernen. Dazu 2 EL Natron mit 2–3 EL Wasser zu einer cremigen Paste vermischen, auf rostige Flecken auftragen und kräftig verreiben. 10–15 Minuten einwirken lassen und abwaschen.

Polieren von Silberbesteck

Wer empfindliches Silberbesteck hat, weiß, dass sich nicht jede Substanz zur Reinigung und Gewährleistung des Glanzes eignet. Geben Sie in das Wasser, in dem das Silberbesteck bis zur Politur wartet, 1–2 EL Natron. Bei hartnäckigen Flecken auf dem Silberbesteck rühren Sie aus Natron und Wasser eine Paste an, mit der Sie (mit einem Baumwolltuch) vorsichtig den Fleck behandeln.

Polieren von Edelstahlflächen

Aus 2 EL Natron und 3 EL Wasser können Sie eine Paste anrühren, welche Sie auf ein feuchtes Baumwolltuch oder auf einen Mikrofaserlappen auftragen, um damit Edelstahlflächen zu polieren. Natron ist neben Kreide der wichtigste Inhaltsstoff in Scheuermilch – hier haben Sie eine günstige und chemiefreie Scheuermilch, die sehr gute Ergebnisse liefert.

Bodenpolitur

Geben Sie in das Wischwasser 2–3 EL Natron und einige Tropfen ätherisches Öl. Natron reinigt, desinfiziert und desodoriert. Bei hartnäckigen Flecken kann etwas Essig in das Putzwasser gegeben werden.

Rasierwasser

Wer kennt ihn nicht, den Onkel, der immer eine Rasierwasserfahne verbreitet? Glücklicherweise kann mit Natron und einem ätherischen Öl sehr einfach ein naturkosmetisches Rasierwasser angerührt werden, das kostengünstig ist, die Haut pflegt und keine chemischen Gerüche ausdünstet. Dazu auf 500 ml Wasser 3 EL Natron und nach Belieben bis zu 10 Tropfen ätheri-

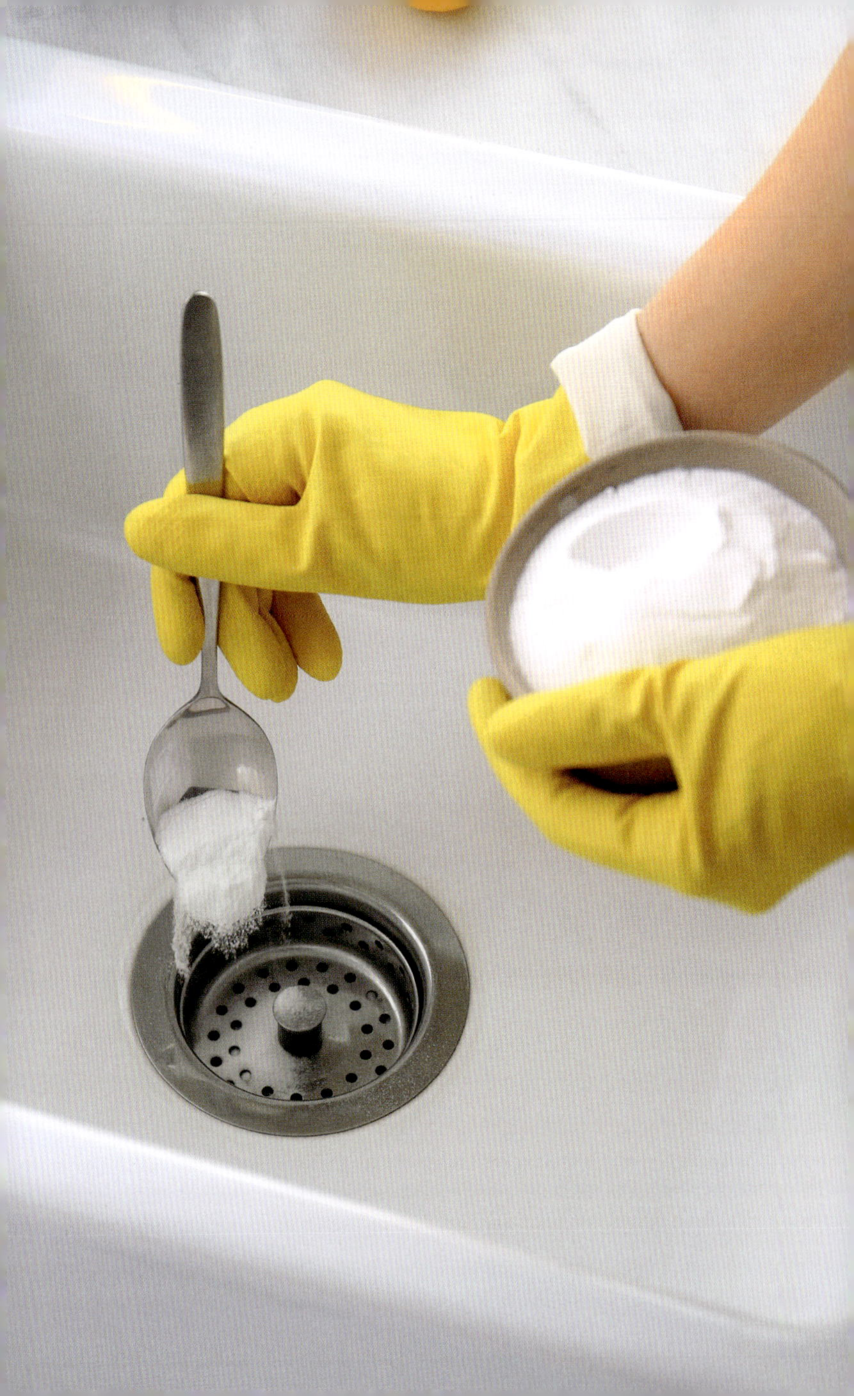

sches Öl (z.B. Pfefferminze oder Lavendel) hinzugeben. Gut schütteln und danach verwenden. Diese Mischung beruhigt die Haut und wirkt antibakteriell – genau wie »echtes« Rasierwasser.

Kleidung desodorieren

»Riechende« Kleidung kann über Nacht in einer Schüssel oder einem Wäschekorb mit 3 EL Natron eingeweicht und gelegentlich ausgewrungen werden. Das Natron entfernt üble oder penetrante Gerüche sehr verlässlich.

Verstopfte Rohre

Geben Sie 2 EL Natron in das verstopfte Rohr, darauf 30–50 ml Essig und einen kleinen Schluck Wasser. Durch die Schaumbildung und die chemische Reaktion aus Essig und Natron wurde schon so manches Rohr gereinigt.

Toilettenreinigung

Geben Sie 2 EL Natron in die Toilettenschüssel, darauf 20 ml Essig und einen kleinen Schluck Wasser. Der entstehende Schaum reinigt, bindet Aromastoffe und lässt sich mit der WC-Bürste gut verteilen. Nach maximal fünf Minuten Einwirkzeit spülen.

WC-Reinigungstabs

Auch die WC-Reinigung kann auf natürliche Weise erfolgen:

200–300 g Natron
100 g Zitronensäurepulver
Leitungswasser
optional 5 Tropfen ätherisches Öl mit desinfizierender Wirkung (z.B. Pfefferminze, Orange, Zitrone, Kiefernnadel, Lorbeer oder Thymian)

❮ Natron hilft ideal bei verstopften Rohren.

Handmixer mit Rührbesen
Gefäß mit luftdichtem Verschluss (zum Beispiel ein großes Schraubglas oder ein Bügelglas)
Silikonformen für Eiswürfel und einen Kaffee-Messlöffel
Herstellung:
Natron abwiegen und in eine hohe Schüssel oder einen Mixbecher geben. 1–3 TL Wasser zugeben (lieber etwas zu wenig als zu viel). Mit einem Handmixer Natron und Wasser gründlich vermischen und dann ätherisches Öl zugeben. Nochmals gut mixen.

Abgewogene Zitronensäure zugeben und für ca. 20–30 Sekunden gründlich mischen. Masse in den Kaffee-Messlöffel drücken und vorsichtig auf eine feste Unterlage stürzen.

Einige Stunden an der Luft trocknen lassen und dann wie WC-Reinigungstabs verwenden.

Ungeliebte Hausgäste

Unliebsame Gäste im Haushalt wie Kakerlaken, Ameisen und Silberfischchen ernähren sich liebend gerne von Kohlenhydraten, ganz besonders von Zucker.

An Stellen, an denen Sie diese kleinen Vertreter häufiger sichten, können Sie eine Mischung aus Puderzucker und Natron ausstreuen. Sie werden den »Zucker« fressen oder in ihr Nest/ihren Bau tragen und dort dem Nachwuchs geben. Diese kleinen Tierchen vertragen jedoch kein Natron – und sterben daran. Daher ist Natron ein geeignetes, chemiefreies Insektizid für den Haushalt.

Natron als Gartenhilfe

Auch im Garten kann Natron gute Dienste leisten. So müssen Sie nicht immer zur chemischen Keule greifen.

Säubern und Entkalken von Töpfen und Gartengeräten

Was im Haushalt gilt, gilt auch im Garten: Mit einer Scheuermilch aus Natron (Verhältnis 2 EL Natron, 3 EL Wasser) können Sie Töpfe und Gartengeräte säubern und hartnäckigen Kalk lösen.

Unkraut

Besonders das Unkraut, das sich in Fugen, zwischen Pflastersteine und an Beeträndern breitmacht, bereitet vielen Hobbygärtnern Kopfzerbrechen und stellt sie nicht selten vor große Herausforderungen oder Scherereien. Auf Unkraut ausgestreutes Natronpulver »löst« das Problem im wahrsten Sinne des Wortes und macht Unkrautvernichtungsmittel überflüssig.

Mehltau

Auch Mehltau, der sich gerne auf Nachtschattengewächsen wie Kartoffeln und Tomaten niederlässt, lässt sich mit Natron vertreiben. Dazu aus 10 g Natron und 1 l Wasser eine Lösung anrühren, in eine Sprühflasche geben und befallene Pflanzen damit mehrmals täglich besprühen.

Läuse

Läuse sind lästig und treiben jedem Gärtner den Angstschweiß auf die Stirn. Die gute Nachricht: Läuse mögen vor allem eines nicht – Natron! Also keine Panik, wenn auf den jungen Sprösslingen Horden von Läusen auftauchen und die Ernte bedrohen. Einfach eine Sprühlösung aus 10 g Natron und 1 l Wasser anrühren und mehrmals täglich auf die Läuse geben, bis sie verschwunden sind.

Schnecken

Gegen Schnecken ist kein Kraut gewachsen? Nicht ganz – Schnecken kriechen vielleicht über Rasierklingen, ohne sich zu verletzen – aber über Natron kriechen sie sicher nicht, denn sie finden Natron abstoßend. Macht doch einmal eine Schnecke den Fehler, entzieht das Natron ihr wertvolles Wasser – die Schnecke vertrocknet.

Boden alkalisieren

Der Boden mancher Kräuter, Blumen und Topfpflanzen verlangt nach einem neutralen oder leicht basischen pH-Wert. Ist die vorhandene Gartenerde aufgrund von saurem Regen zu sauer, lässt sie sich mit Natron geschickt in den gewünschten pH-Bereich verschieben. Auch hier hilft ein pH-Indikatorpapier aus der Drogerie oder Apotheke, das den pH-Wert feststellt, um dann entsprechend mit Natron »nachzuhelfen«.

Kompostgeruch neutralisieren

Ist der Kompost zu nah am Haus oder weht regelmäßig ein faules Lüftchen durch Garten und Haus, wenn der Wind dreht? Auch hier können Sie mit einer Prise Natron (eher 200 g) dafür sorgen, dass nicht die halbe Nachbarschaft »Wind bekommt« von Ihrem höchst bioaktiven Kompost.

Vogeltränke reinigen

Sie wollen den Vögelchen im Garten Gutes tun und sie nicht mit abgestandenem Wasser oder Algenwasser versorgen? Natron kann zur Reinigung der Vogeltränke verwendet werden und wirkt präventiv vor einem Wildwuchs in der Tränke wie ungewollten Algen oder Bakterien.

Poolpflege

Ein Pool kann mit Chlor und anderen Verbindungen »steril und sauber« bleiben – doch auch Natron bietet sich hier an. Mit Natron kann außerdem der pH-Wert des Pools in einem Bereich von 7–7,4 gehalten werden, um dem Wachstum von Bakterien, Pilzen und Algen vorzubeugen. Nutzen Sie ein pH-Indikatorpapier, um den pH-Wert zu überprüfen, und geben Sie im Verlauf eines Tages so lange Natron hinzu, bis der Zielwert von 7–7,4 erreicht ist. Erfahrungsgemäß sind dazu etwa 500 g Natron nötig.

Nachwort

Liebe Leserinnen und liebe Leser, vielen Dank, dass Sie bis hierhin gelesen und sich die Zeit für dieses Buch genommen haben!

Es war und ist mir ein besonderes Anliegen, neutral und vernünftig über Natron als Gesundheits- und Hausmittel aufzuklären. Es ist kein Wundermittel, das alles heilen kann, weil eine Übersäuerung des Körpers nicht immer und überall vorhanden ist – und nicht die zentrale Ursache hinter chronischen Gesundheitsleiden. Doch es ist auch nicht nutzlos – Natron weist einige sehr interessante Eigenschaften auf, die es als Gesundheits- und Hausmittel interessant machen.

Zur Unterstützung der Gesundheit (von innen und außen) kann es dabei ebenso angewandt werden wie im Haushalt und in der Naturkosmetik. Das alles kann dazu beitragen, wieder ein Stück Gesundheit selbst in die Hand zu nehmen, da natürliche Hausmittel den Gebrauch von Medikamenten und chemischen Erzeugnissen reduzieren.

Auch eine kritische Betrachtung der Säure-Basen-Theorie war mir wichtig und einer meiner zentralen Aspekte, dieses Buch zu schreiben. Mit der Säure-Basen-Theorie werden allzu häufig biochemische Fakten verdreht und Menschen fragwürdige Gesundheitsempfehlungen gegeben, die eher schaden. Eine gesunde Ernährung und Lebensführung gelangt ganz automatisch zu einem »Basenüberschuss« – ohne Basenkuren und teure Pülverchen. Und sollte doch mal Not an Frau oder Mann sein, kann Natron hilfreich wirken.

Wenn Sie gerne weiterhin von meiner Arbeit, meinen Inhalten und Beiträgen erfahren möchten, folgen Sie mir auf Instagram (martinauerswald) – oder tragen Sie sich auf meiner Website https://schnelleinfachgesund.de in den kostenlosen Newsletter ein und lesen Sie dort alles Wissenswerte.

Ich wünsche Ihnen alles Gute. Bleiben Sie gesund!

Martin Auerswald

Literatur

Ash, M. (20. Januar 2011). The role of HCL in gastric function and health. **Clinical Education**. Von www.clinicaleducation.org/resources/reviews/the-role-of-hcl-in-gastric-function-and-health abgerufen

Auerswald, M. (2021). **Ist Dein Magen sauer genug? Mach den Natron-Test!** Von https://schnelleinfachgesund.de/natron-test/ abgerufen

Darbre, P. (September 2005). Aluminium, antiperspirants and breast cancer. **Journal of Inorganic Biochemistry (99),** S. 1912–1919. doi:https://doi.org/10.1016/j.jinorgbio.2005.06.001

English, J. (25. November 2018). Gastric balance: Heartburn not always caused by excess acid. **Nutricion Review.** Von https://nutritionreview.org/2018/11/gastric-balance-heartburn-and-gastritis-not-always-caused-by-excess-acid/ abgerufen

Eskelin, M. H., Ngando, T., Tuomilehto, J., Soininen, H. & Kivipelto, M. (2009). Midlife coffee and tea drinking and the risk of late-life dementia: a population-based CAIDE study. **National Library of Medicine.** doi:10.3233/JAD-2009-0920

Krustrup, P., Ermidis, G. & Mohr, M. (4. Juni 2015). Sodium bicarbonate intake improves high-intensity intermittent exercise performance in trained young men. **Journal of the International Society of Sports Nutrition 12,** S. 25. doi:10.1186/s12970-015-0087-6

Maia, L. & de Mendonça, A. (Juli 2002). Does caffeine intake protect from Alzheimer's disease? **National Library of Medicine.** doi :10.1046/j.1468-1331.2002.00421

Pereira, P. M. & Vicente, A. F. (März 2013). Meat nutritional composition and nutritive role in the human diet. **Science direkt.** doi: 10.1016/j.meatsci.2012.09.018

Ray, S. C., Baban, B., Tucker, M. A., Seaton, A. J., Chang, K. C. & Mannon, E. C. (16. April 2018). **Oral NaHCO3 gt; Activates a Splenic Anti-Inflammatory Pathway: Evidence That Cholinergic Signals Are Transmitted via Mesothelial Cells.** doi:https://doi.org/10.4049/jimmunol.1701605

Zhang, B., Liang, L. Chen, W., Liang, C. & Zhang, S. (17. März 2015). The efficacy of sodium bicarbonate in preventing contrast-induced nephropathy in patients with pre-existing renal insufficiency: a meta-analysis. (N. L. Medicine, Hrsg.) **BMJ open 5 (3).** doi:10.1136/bmjopen-2014-006989

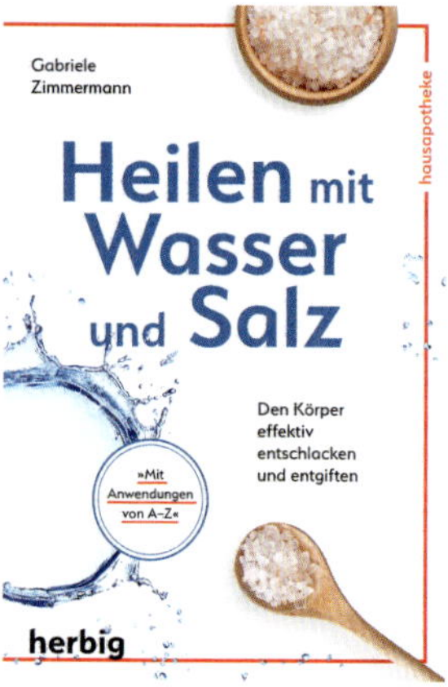

Die Heilkräfte des Wassers

Wasser und Salz sind die Basis für Gesundheit, Schönheit und Lebensenergie. Sie besitzen enorme Heilkräfte, die besonders gut zur Entgiftung, Entschlackung und Zellverjüngung einsetzbar sind.

Dieses Buch enthält einen Überblick über die Möglichkeiten der Selbstheilung und Regenration mit den Kräften aus dem Urmeer und gibt einen Überblick zu Tipps und Anwendungsmöglichkeiten für alltägliche Symptome und Krankheiten.

Gabriele Zimmermann
Heilen mit Wasser und Salz
128 Seiten · ISBN 978-3-7766-2844-9

herbig